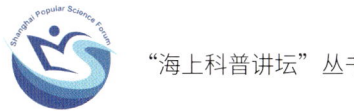

"海上科普讲坛"丛书　　总主编 樊春海　　执行总主编 王丽华

万物生辉

AI+生物医药材料前沿

上海市科学技术普及志愿者协会
九三学社上海市委科普工作委员会
组编

樊春海
主编

上海大学出版社

内容介绍

本书以"海上科普讲坛"为基础,聚焦生物材料、医药前沿与智能医疗三大领域。从水凝胶的奇妙特性到软骨类器官的再生潜力,从脂肪酸的人体奥秘到口腔健康的守护之道,揭示生物材料正重塑健康未来;脑衰老的密码、"脑海橡皮擦"的真相、耳聋防治的新策,医药前沿正为生命健康筑起坚实防线;当 AI 遇上医学,智慧诊疗、药物研发加速迭代,手术机器人更在改写手术史。本书汇集多位科研一线的领军科学家,以通俗易懂的方式呈现科学的独特魅力与人文关怀,助力全民科学素养的提升。

图书在版编目(CIP)数据

万物生辉:AI+ 生物医药材料前沿 / 樊春海主编. --
上海:上海大学出版社, 2025.7. -- ISBN 978-7-5671-
5368-4
Ⅰ. R318.08
中国国家版本馆 CIP 数据核字第 2025FU1644 号

责任编辑　陈　露　高亚雪
助理编辑　巫　蓉
书籍设计　缪炎栩
技术编辑　金　鑫　钱宇坤

万物生辉
AI+ 生物医药材料前沿

樊春海　主编

出版发行　上海大学出版社出版发行
地　　址　上海市上大路 99 号
邮政编码　200444
网　　址　www.shupress.cn
发行热线　021-66135109
出 版 人　余洋

印　　刷　上海华业装潢印刷有限公司
经　　销　各地新华书店
开　　本　710 mm × 1000 mm 1/16
印　　张　15.5
字　　数　250 千
版　　次　2025 年 7 月第 1 版
印　　次　2025 年 7 月第 1 次印刷
书　　号　ISBN 978-7-5671-5368-4/R·126
定　　价　88.00 元

版权所有　侵权必究
如发现本书有印装质量问题请与印刷厂质量科联系
联系电话:021-56475919

"海上科普讲坛"丛书顾问委员会

主 任

钱 锋

副主任

樊春海

委 员

（按姓氏拼音排序）

陈凯先	陈立东	陈晓亚	陈义汉	陈子江	褚君浩
邓子新	丁 洪	丁奎岭	丁文江	董 晨	董绍明
段树民	樊 嘉	范先群	高绍荣	葛均波	韩 斌
何鸣元	何祖华	贺 林	黄荷凤	贾金锋	贾伟平
翦知湣	江 明	李劲松	李儒新	林国强	刘昌胜
刘 明	马大为	马余刚	毛军发	宁 光	彭慧胜
蒲慕明	钱旭红	卿凤翎	沈维孝	施剑林	孙胜利
谭家华	谭蔚泓	唐 勇	田 禾	涂善东	王建宇
吴明红	夏 强	徐国良	徐祖信	颜德岳	杨为民
杨秀荣	游书力	俞 飚	岳建民	张 荻	张东辉
赵东元	赵国屏	赵振堂	朱美芳	朱为宏	

"海上科普讲坛"丛书
编委会

主 任

丁奎岭

副主任

樊春海　王丽华　姚　青

委 员

（按姓氏拼音排序）

常　亮　胡金波　黄勇平　江世亮　李　辉　李晴暖
李昕欣　梁　偲　刘　志　苏良碧　孙　辉　孙洁林
陶　虎　王玉东　吴家睿　杨　洋　殷海生　张显明
张远波

序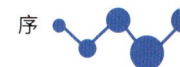

抓住新科技革命先机，
为推进高质量科普持续发力

——"海上科普讲坛"丛书序

钱　锋

习近平总书记在2024年全国科技大会、国家科学技术奖励大会和两院院士大会上发表重要讲话强调："科技兴则民族兴，科技强则国家强。"中国式现代化要靠科技现代化作支撑，实现高质量发展要靠科技创新培育新动能。必须充分认识科技的战略先导地位和根本支撑作用，锚定2035年建成科技强国的战略目标，加强顶层设计和统筹谋划，加快实现高水平科技自立自强。

当今世界科技发展日新月异，新一轮科技革命和产业变革深度融合、加速演进，深刻重塑全球秩序和发展格局。进入新时代以来，我国科技创新的广度、深度、精度和速度都实现了质的飞跃。但是我们依然清醒地认识到，在高精尖科技领域，与发达国家相比，我们仍然存在着一些短板和弱项。究其原因，是创新思维、创新能力上还与发达国家存在着差距。党的二十大报告指出，全面建设社会主义现代化国家，"必须坚持科技是第一生产力"，要加快建设科技强国。要实现这一目标，亟须提高全民科学素质，

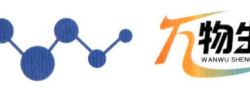

更呼唤高质量的科普供给。

在知识经济时代，一个国家的创新水平越来越依赖于全民科学素质的普遍提高，一个国家的科普水平对国家的创造力和软实力的影响日益增强。换言之，如果没有全民科学素质的普遍提高，就难以建立起宏大的高素质创新大军，高水平科技创新和成果转化也就成了无源之水。科学普及就像一根神奇的杠杆，能让更多人了解科技、热爱科技、投身科技，撬动起源源不断的创新活力和发展动力。为加快建成科技强国，我们要深入践行科学家精神，以高水平的专业水准和高质量的科学普及，把杠杆的支点做稳做实。

为进一步推进上海科普工作高质量发展，我在担任上海市科学技术普及志愿者协会理事长期间，倡议成立了"院士专家科学诠释者"指导团。在樊春海院士接过协会理事长的接力棒之后，他进一步推动指导团建设，聚集了一批上海地区的知名科学家、科普专家，形成了由60余位院士担任顾问，300余位资深专家、青年专家共同组成的强大科普队伍，可以说这在上海科技界和科普界是开风气之先。

一直以来，指导团专家们致力于支持科学传播和科普事业，以守正创新的思维、精湛深厚的专业知识、热情生动的讲解方式，大力诠释科学技术新知识、新政策、新策略。指导团在赋能科普和助力科技创新中发挥了重要作用，为长三角地区的科学传播、科普服务等工作提供了新思路、开辟了新赛道。

2022年6月，"院士专家科学诠释者"指导团依托上海市科学技术普及志愿者协会和九三学社上海市委科普工作委员会创办了"海上科普讲坛"，在九三学社中央科普工作委员会和中国科学院上海分院的大力支持下，集聚了更多在沪的自然科学、工程科技和临床医疗界一流学术专家以及科普传播专家，面向社会开展了一系列集科学性、前瞻性、开放性、公益性于一体的科普活动。"海上科普讲坛"坚持线上直播，普惠各类人群，还与上海中学、浦东图书馆和上海自然博物馆等多家单位联合开展线上线下相结合的直播科普活动，拓展与社会媒体的合作，不断扩大科学传播的覆盖面和社会影响力。截至2024年6月，已成功举办100场科普报告，300多位一线科技专家结合他们在实验室、讲台、试验台、手术间获得的最新研究成果，以生动可感的方式向公众解读创新点，讲述科学发现、科技发明背后的故事，帮助更多民众，尤其是中小学生亲近科学、走近科学，线上线下受众突破千万人次。

如今，上海市科学技术普及志愿者协会又联手九三学社热衷于科普工作的同道，推出"海上科普讲坛"丛书，这是"海上科普讲坛"科普理念的再传播，科普成果的再集结，社会效应的再放大，可喜可贺！

一个民族热爱科学的程度，决定了其发展的高度。全民科学素质的提升，是国家发展的基石，是民族复兴的希望。当前，世界百年未有之大变局加速演进，围绕科技制高点的竞争空前激烈。把握发展机遇的关键在科技创新，核心在科技自立自强，而科学普及工作则是自立自强的根基所在。2016年，习近平总书记在全国科技创新大会、两院院士大会、中国科协第九次全国代表大会上指出，"科技创新、科学普及是实现创新发展的两翼，要把科学普及放在与科技创新同等重要的位置"。习近平总书记的"两翼理论"进一步丰富、发展和深化了对科普支撑创新发展的理论认识，为新时代国家创新发展指明了方向，更为推动科普工作高质量发展提供了根本遵循。

希望"海上科普讲坛"以丛书出版为新起点，团结和汇聚更多科技工作者、科普工作者，以梦为马、砥砺远行，贡献更多高质量科普内容，让

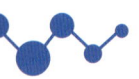 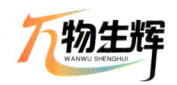 

科学的光芒照亮每一个角落，让创新的力量在全社会涌动，为实现高水平科技自立自强筑牢根基，为中华民族伟大复兴提供坚实支撑。

谨此，是为序。

（钱锋，中国工程院院士、华东理工大学教授，全国政协常委、上海市政协副主席，九三学社上海市委主委；上海市科学技术普及志愿者协会院士专家科学诠释者指导团团长；"海上科普讲坛"丛书顾问委员会主任）

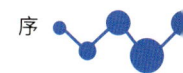

落实"两个同等重要",
沪上奏响"科普集结号"
——"海上科普讲坛"丛书序

丁奎岭

上海近代以来的文明进步、社会发展很大程度上受惠于科学革命和科学精神的滋养。作为近代中国科学的发祥地和现代中国科学风云际会地,上海既是当今科技创新的热土,也是科学普及和科技传播的沃土。这里孕育了中国最早的综合性科学团体——中国科学社(1915年),中文文献中首次创用的"科学精神"一词也始见于上海出版的《科学》杂志(1916年);无论是在救亡图存、助中华崛起的新民主主义革命年代,还是在重振旗鼓的改革开放年代,一大批科学家在上海这片土地上创造了一个个无愧前人的科学奇迹,凝结成了具有鲜明时代、地域特征的科学精神。

进入新时代,特别是自2016年全国"科技三会"上习近平总书记作出"科技创新、科学普及是实现创新发展的两翼,要把科学普及放在与科技创新同等重要的位置"这一在中国科技、科普发展史上具有里程碑意义的"两个同等重要"论断以来,科技界、科普界的面貌为之一变。从上海来看,2019年上半年,

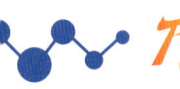

上海率先在科技三大奖之外单设科学普及奖；2023年起，上海又在科学研究领域的高级职称序列中为科技传播方向专设通道，已有几十位在科普创作和科技传播方面取得出色成绩的科技工作者获得科技传播方向的高级技术职称。2022年9月4日，中共中央办公厅、国务院办公厅发布《关于新时代进一步加强科学技术普及工作的意见》，从加强全社会科普责任、加强科普能力建设、加强制度保障等各个方面为进一步深化落实科学普及与科技创新同等重要的指导思想做出具体安排。国家最高层对科学普及作用给予的定位及采取的一系列举措让科普这个"老课题"正在焕发新的生机。在此大背景下，向来有着"科普重镇"称誉的上海再次做成了一件"领风气之先"的科普大事。

在上海市科学技术委员会、上海市科学技术协会指导下，上海市科学技术普及志愿者协会院士专家科学诠释者指导团、九三学社中央科普工作委员会和九三学社上海市委科普工作委员会联合创办了"海上科普讲坛"。2022年6月由樊春海院士提出并运行至今的"海上科普讲坛"实际上是集全上海科学界、科普界之力，共同打造的一个集科学性、前瞻性、开放性、公益性于一体的科普平台。"海上科普讲坛"面向中学、大学及以上群体和社会大众，邀请相关领域科学家，围绕百姓关心的生物医药、生命健康、生态环保、智能科技等科技与社会热点问题，以"主题演讲+观众互动问答"等形式，为社会公众搭建起与科学家交流的桥梁。

在上海市科学技术普及志愿者协会院士专家科学诠释者指导团团长钱锋院士和执行团长樊春海院士的倾力推动下，已有300多位来自基础科学前沿、临床医疗、工程科技、科学传播领域的科学家登上这一讲坛，他们带来的百余场兼具前沿、新颖、权威、生动、趣味性的科普报告，通过各种媒介的传播，在上海乃至全国带起了弘扬科学思想、科学精神和科学文化的科普"旋风"。讲坛的点击率和阅读量已破千万，成为上海乃至长三角地区参与活动的科学家人数、持续时间、社会关注度屡屡打破纪录的科普传播平台。

我曾在多种场合讲过这样一段话："今天的中国处在科技发展最好的时期，今天的中国是做科学研究最好的地方，今天的中国是对科技创新需求最强烈的国家"。这里我想补充一句话："今天的中国也处在顺应这个伟大时代要求，大力推进高质量科普的最好时期"。在2022年上海科技传播大会上，我曾讲过小时候经历的一个故事。我读小学的时候，广播里天天播报"原子弹研制成功、人造地球卫星上天、人工合成牛胰岛素"这些当时我国引以为豪的科技成果。后来我学了化学，进入化学研究之门，知道这些伟大成果的背后都离不开化学家的贡献。回想起来自己心中播下了爱科学、学科学的种子，就是得益于科学普及和科学传播的作用。2024年，我有机会继续参演科普微电影《无处不在的氟——有机师姐Ⅱ》，还参与拍摄《化学总动员》系列科普动画片，以动画技术展示化学的魅力。作为一个化学家，参与科普的插曲使我对科普的作用，特别是对高质量科普的价值有了更直接的感受。

2024年的上海科技节上海科技传播大会上，在接受媒体访问时我也就科技创新与科学传播的相互关系打了个比方："如果说科技创新是拓展人类认知的火车头，科技传播就是汇聚人才和资源的火车身，是不可或缺的支撑点。也正是科技传播让社会大众投身科技事业，让科技创新的火车头越跑越快。"这套"海上科普讲坛"丛书也可以印证以上的比喻。这个讲坛的报告人基本上都是在科创一线的科学家，他们把最新的科技进展做了尽可能科普化的表达，又在科普编辑团队的专业支持下，将科普报告加工成可读性更强、传播更广的科普作品，这是科学家和科普工作者协力酿就之作。

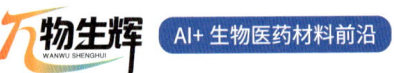

希望双方持续努力,将"海上科普讲坛"上发出的科学声音持续、高质量地传播出去,取得更好、更持久的社会效益和影响力。也希望经由"海上科普讲坛"吹响的"科普集结号"能远播四方。

(丁奎岭,中国科学院院士、上海交通大学校长,"海上科普讲坛"丛书编委会主任)

新材料将引领我们走向更加繁荣、健康和可持续的未来
——本书序

刘昌胜

欣闻"海上科普讲坛"自2022年6月以来已成功举办160期,三年来在60多位两院院士领衔、300多位一线科学家的积极参与下,讲坛围绕广大市民关注的生物医药、生命健康、智能科技等热点话题开展主题报告和各类科普活动,累积的点击率和阅读量已突破2000万人次。在此基础上,去年8月起推出的"海上科普讲坛"丛书也深受读者青睐。由上海大学出版社出版的本丛书的最新一册把生物材料作为主打内容,丛书编委会嘱我为本书作序,我欣然答应,有感于新材料与我们的生活越来越密切,传播和普及这方面的知识尤有必要、恰当其时。

从生物材料到材料生物学

生物材料这一概念最早出现在20世纪70年代,最初仅指"与活体结合的人工非生命材料"。1992年,生物材料的定义被扩展为"用于取代或修复活组织的天然或人造材料"。如今,生

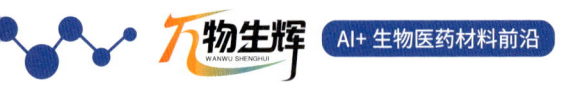

物材料是指用于与生命系统接触和发生相互作用的，能对机体的细胞、组织和器官进行诊断、治疗、替代、修复、诱导再生或增进其功能的特殊功能材料。

2017年我们基于科研实践提出了"材料生物学"的概念，提倡系统地研究生物材料在细胞、组织、器官及整个机体等不同层次上的生物学效应。作为材料科学与生物学深度融合的新兴交叉学科，材料生物学旨在理解材料如何影响细胞行为、组织形成及其底层机制。如近年来材料生物学在干细胞研究领域的应用，为干细胞发生器的功能调控带来了突破。包括我们团队在内的研究者通过精心设计各类活性材料，实现了对干细胞发生器功能的精准干预与调控，影响干细胞形成与分化过程。以磺化多糖类材料为例，在无外源性生长因子的参与下，通过调控巨噬细胞内源性生长因子的分泌可有效诱导缺血下肢中功能性血管的重建及贯通血流的恢复。对其作用机制解析表明，通过材料本身的生物学效应可调控体内微环境，有效诱导原位血管化的形成，提高干细胞生成和长期存活能力。

类似这些材料生物学研究一旦突破意味着在未来临床转化中，医生能够根据患者个体差异与具体病情，定制合适的材料去获取适配的干细胞。无论是棘手的造血损伤，还是复杂的肝纤维化，都有望借助这一技术实现更精准、更高效的治疗。此外，材料生物学与再生医学的相交研究，将助力根据生物学、医学需求设计和应用的材料，以调控用于治疗需求的生物过程。材料生物学和再生医学的携手并进将显著提升我们治疗各种疾病的能力，从退行性疾病到创伤性损伤，甚至可以通过材料的功能来强化自愈合过程。

创新生物材料：支撑人类医疗方式变革

在贯彻落实习近平总书记"面向人民生命健康"战略部署的大背景下，生物材料的进步已成为助力临床治疗技术实际应用的关键技术。"一代材料，一代装备；一代材料，一代治疗技术"，表明高性能生物材料对于支撑新装备、新技术，以及临床治疗技术突破的重要性。例如，人体骨组织的损伤修复与重建一直是现代医学力求解决的难题，利用生物材料进行修复是重要的治疗手段，临床需求巨大，但目前临床所使用的骨修复材料仍存在生物活性低、修复速度慢等突出问题；而传统组织工程方法在体外细胞规模化培养、载细胞植入后的功能调控以及临床准入方面仍面临巨大的挑战和困难。我们团队循着"原位引导骨组织再生"这一学术思路，通过仿生人体创伤自愈合过程构建原位组织再生材料，借助材料与体内微环境的相互作用，实现组织原位再生修复，不仅有望获得具有主动修复功能的新型骨修复材料，提高临床治疗效果，而且因规避了干细胞体内移植等可能面临的困难，有望实现快速临床转化。

经半个多世纪的累积发展，生物材料及相关医疗器械产业现正处于蓬勃发展的阶段，从国内生物材料的发展情况看，一批新型国产生物材料与制品已成功进入产业化和临床应用阶段，形成了多个具有技术优势的产业群。预计到2030年，我国将基本建成完整的生物材料研究与产业体系，高端生物材料及相关医疗器械的国产化率将超过50%，我国也将成为全球生物材料的重要供应地。

生物材料不仅仅是医学领域的"黑科技"，它已经深入到我们日常生活的方方面面，从骨科修复到心血管治疗，从皮肤再生到药物缓释，甚至到医美整形。随着人口老龄化进程的加快和群众健康意识的提高，生物材料将在医疗健康领域发挥越来越关键的作用。

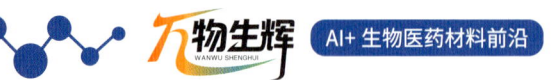

未来生命健康材料领域，AI 赋能将大有作为

在人工智能爆发式增长的背景下，如何建立起与算力基础、大数据、人工智能发展相适应、相匹配的"AI+ 材料"技术生态，是材料科学应对未来挑战的关键。AI 能够驱动新材料的发现，能显著提高新材料的研发效率，尤其在未来生命健康材料领域，AI 赋能将大有作为。

材料的进步塑造了过去，也正在定义未来。包括生物材料在内的新材料的未来充满无限可能。随着科技的不断进步和创新，新材料将在各个领域展现出巨大的潜力，为人类社会的发展带来革命性的变化。我们有理由相信，新材料将引领我们走向一个更加繁荣、健康和可持续的未来。

（刘昌胜，中国科学院院士、上海大学校长，"海上科普讲坛"丛书顾问委员会委员）

目 录

生物材料：未来充满无限可能
1 / 刘昌胜 陈曦

手性医用材料：镜像中的健康革命
13 / 冯传良

水凝胶材料：再生医学的"神器"
29 / 林秋宁 陈婷

软骨类器官：关节炎患者的福音
43 / 耿振 苏佳灿

关爱口腔健康：精彩从"齿"开始
57 / 蒋欣泉 林思涵

脂肪酸：人体的多元"能量密码"
67 / 朱焕乎

关注大脑健康：认知、脑衰老与阿尔茨海默病
81 / 郑加麟 郑晓然

脑海中的橡皮擦：认识老年认知障碍
95 / 周益萍 张丽

CONTENT

防治耳聋，畅听未来
111 / 陶永

营养调控肠道菌群：防治慢性病
127 / 张晨虹

新辅助免疫治疗：局部晚期肺癌患者治疗的新希望
143 / 万诗乐　张鹏

生物气溶胶：呼吸道流行病的"幕后黑手"
155 / 黄垒　刘晓栋

人工智能辅助智慧医疗
165 / 戴文斌

人工智能：药物研发进入新时代
181 / 白芳　朱宸葭　钱其洋　王潇宇

医学人工智能：如何实现真正的公平
195 / 姚思琼　戴芳　吕晖

手术机器人的前世今生
213 / 赵琛　曹煜桢　徐凯

生物材料：未来充满无限可能

刘昌胜 陈曦

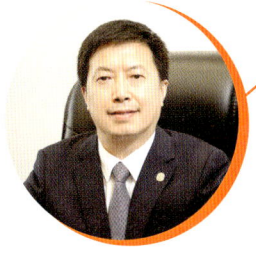

刘昌胜

中国科学院院士，上海大学校长。

长期从事生物材料的基础与应用研究，发展了多种活性骨修复材料以及生长因子制备和材料活化新技术；所研制的自固化磷酸钙人工骨获产品注册证并已在临床上获得广泛应用。先后获得国家自然科学奖二等奖、国家科技进步奖二等奖（均排第一）、何梁何利基金创新奖、全国杰出专业技术人才、中国青年科技奖等。

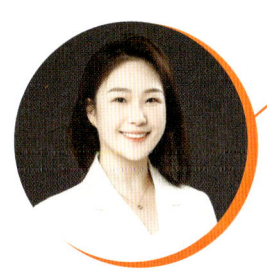

陈曦

华东理工大学材料学院教授、博士生导师。博士毕业于澳大利亚墨尔本大学，后在美国加州大学洛杉矶分校和哈佛大学担任博士后研究员，2019年底加入华东理工大学教育部医用生物材料工程研究中心。长期从事材料生物学基础研究，先后主持国家自然科学基金面上和青年项目、科技部重点研发项目子课题等。

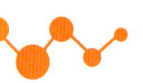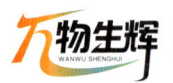

引言

从古代的石器、青铜器到现代的钢铁和硅基材料,人类文明的进步始终与材料的发展密不可分。无论是原始人用石器狩猎,还是现代人用硅基芯片驱动人工智能,材料的革新始终推动着社会的变革。但你有没有想过,材料不仅仅可以用来建造房屋或制造工具。事实上,材料在我们的生活中扮演着更为重要的角色,尤其是在医学和健康领域。想象一下,如果没有材料科学的进步,我们可能还在用木头和石头修补身体,而不是用先进的人工关节或心脏支架。在这其中,生物材料——一种与我们的身体紧密相关的材料,正悄然影响和改变着我们的生活。

以全球头号杀手心血管疾病为例,心血管支架的迭代史正是生物材料进步的缩影。第一代心血管支架为球囊支架,采用聚氨酯材料,通过物理扩张疏通血管,但再狭窄率高达40%~50%,患者需反复手术。第二代心血管支架为金属裸支架,由不锈钢和钴铬合金制成,提供持久支撑,再狭窄率降至20%~30%,但金属长期滞留可能引发炎症或血栓。第三代心血管支架为药物涂层支架,在金属裸支架上涂层抗凝药物,阻止内皮细胞增生,将再狭窄率降至5%~10%,但金属支架永久存留体内,可能干扰血管的自然功能。第四代心血管支架为可降解支架,革命性材料镁锌合金和聚乳酸登场,这类支架在术后2~3年内逐步降解为水和二氧化碳,血管可恢复自然弹性。通

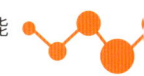

发展历程	第一代	第二代	第三代	第四代
产品名称	血管充气扩张术	金属裸支架	药物洗脱支架	新型可降解支架
产品形貌				
材料类型	聚氨酯	不锈钢、钴铬合金	金属+抗凝药物	镁锌合金、聚乳酸
上市时间	1977	1986	2003	2016
存在时间	无	永久存在	永久存在	2-3年可降解
再狭窄率	40%～50%	20%～30%	5%～10%	＜5%

生物材料进步推动心血管支架发展

过心血管生物材料的发展及其在临床上的应用，我们可以看到，先进的生物材料对于保障人民生命健康具有不可替代的重要意义。

其实，早在2000多年前，古罗马、古中国以及阿兹特克人就已经使用黄金来修补牙齿。到了19世纪，金属铂因其对身体的刺激最小，开始

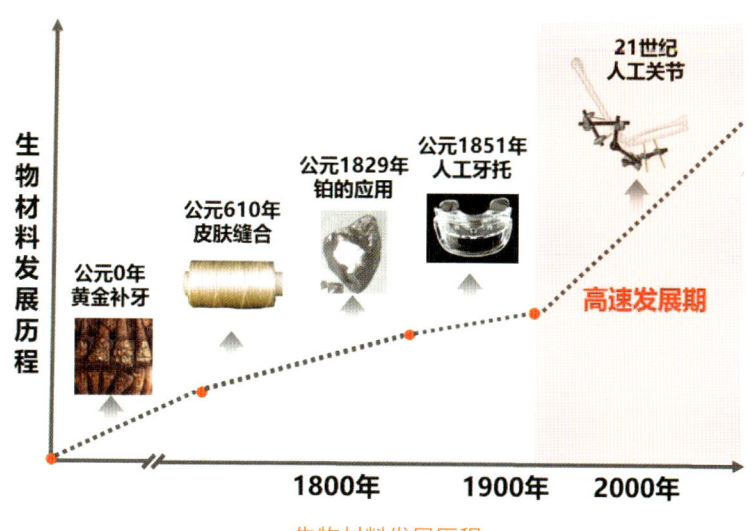

生物材料发展历程

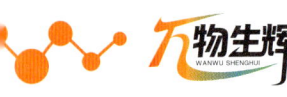

在临床上广泛应用。而今天,我们不仅可以用生物材料制成人工关节、心脏支架来治疗疾病,还能用它来修复甚至替代受损的组织和器官。从社会角度看,生物材料能够显著提高患者生命质量,甚至挽救生命。以心血管疾病为例,30年前,美国每10万名患者中死亡人数高达587人;而随着生物材料制成的心血管支架的普及,这一数字降至215人。从经济角度看,生物材料是具有高技术附加值、低消耗、低能耗的高技术产业,正逐步成为世界经济的支柱产业。目前,我国生物医用材料在全球的市场份额约为8%,虽然起步较晚,落后于欧盟和美国,但我国在生物材料及医疗器械领域正快速崛起。预计到2030年,我国将位居全球医疗器械市场收入的第2位。

什么是生物材料

那么,什么是生物材料?生物材料的研究内容又包括哪些呢?

生物材料(biomaterials)这一概念最早出现在20世纪70年代[1],最初仅指"与活体结合的人工非生命材料"。1992年,生物材料的定义被扩展为"用于取代或修复活组织的天然或人造材料"。如今,生物材料是指用于与生命系统接触和发生相互作用的,能对机体的细胞、组织和器官进行诊断、治疗、替代、修复、诱导再生或增进其功能的特殊功能材料。从这一定义可以看出,生物材料涉及多学科的交叉渗透,包括生物学、材料学、生命科学、病理学、临床医学、药学等。

生物材料的研究内容主要包括四个方面:第一方面是原材料的研发。最早的生物材料来源于天然材料,如胶原蛋白和丝素蛋白。随着这些天然材料在临床上的应用,研究人员发现其性能已无法满足复杂的临床需求。因此，人工合成材料应运而生，如聚乙烯、聚丙烯等。随着临床需求的多样化，复合材料也逐渐发展起来。复合材料是由两种或两种以上材料复合而成，可以是天然材料与合成材料的结合，也可以是两种天然材料或两种合成材料的组合。第二方面是材料的加工。材料的结构往往决定了其性能，而材料的加工和铸造技术决定了其结构。目前，常用的生物材料加工技术包括3D打印技术、冷冻制造技术和静电纺丝技术等。第三方面是材料的功能评价。由于生物材料直接应用于人体，因此安全性是最重要的考量因素。此外，生物材料需要发挥其生物学功效，因此功能评价侧重于材料的安全性和有效性。常用的评价模型包括体外细胞模型和体内动物模型（如实验鼠、兔子等）。第四方面是临床转化。临床转化是生物材料研究的最终目标，也是其"试金石"。从研发到临床应用，生物材料需要经过一系列复杂的流程，包括临床前研究和多中心临床研究。因此，生物材料的研究具有多学科交叉的特点，体现了医学与工程技术的紧密结合。通过以上四个方面，我们可以看到，生物材料的研究不仅涉及材料的开发与加工，还涵盖了功能评价和临床应用，是一个复杂而系统的过程。

生物材料的分类

生物材料按照材料学的划分方法，可以分为四类：高分子生物材料、金属生物材料、无机生物材料及复合生物材料[2]。

第一类是高分子生物材料，也称为聚合物生物材料。高分子生物材料又可以分成天然高分子生物材料以及合成高分子生物材料，主要用于制造人体的内脏、体外器官、药物剂型以及相关医疗器械等。应用于临床的高

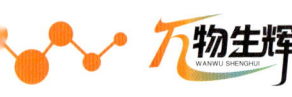

分子生物材料须具备以下特性：良好的生物相容性、化学性质稳定、不易分解；如果可生物降解，其降解产物应无毒副作用；同时还须具备一定的机械性能、良好的加工性能以及较低的成本。常用的高分子生物材料包括聚甲基丙烯酸甲酯、聚乳酸、聚醚酮、聚乙烯、聚氨酯等。以聚乳酸为例，医用聚乳酸除了具有合成简便、可规模化生产等特点，还可以生物降解，降解产物是人体可以吸收的乳酸。

第二类是金属生物材料。与高分子材料相比，金属材料具有高强度、良好的韧性、抗弯曲、抗疲劳以及优异的加工性能等特点。然而，金属材料在体内的生理环境中容易受到腐蚀，导致金属离子溶出，可能引发不可预测的毒副作用。临床上常用的金属生物材料包括钛合金、镁合金、不锈钢等。以钛合金为例，它具有质量轻、生物相容性好以及强度高等优点，广泛应用于人工关节、颅骨板和种植牙等领域。

第三类是无机生物材料。它包括生物玻璃、生物陶瓷、生物水泥等。这类材料在体内的主要优点是化学稳定性好、生物相容性高、耐压强度大且易于高温消毒。常见的无机生物材料有磷酸钙骨水泥（CPC）、磷酸钙陶瓷、氧化铝陶瓷和生物活性玻璃等。以磷酸钙骨水泥为例，它由几种磷酸钙盐通过水化反应形成低结晶度的羟基磷灰石（与人体骨成分相似），具有可塑性、自固化性、可生物降解及促进骨传导等特性，能够与组织界面形成化学键结合，常用于非承重骨的修复。

第四类是复合生物材料，由两种或两种以上不同材料复合而成，目的是进一步提升某一种材料的生物性能。复合材料具有集成性优点，如改善抗疲劳性能、抗生理腐蚀性能、弹性模量、生物适配性和生物活性等。例如，在金属材料表面涂覆一层磷酸盐涂层，可以增强其与骨骼的整合性，充分发挥复合材料的优异生物学性能。

生物材料：未来充满无限可能

对比分析四类生物材料的优缺点可以看出，每类生物材料都有其独特的优势和局限性，科学家们正在不断改进这些材料，以满足日益复杂的临床需求。

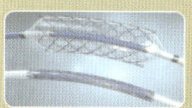
高分子生物材料：尼龙，硅胶，胶原蛋白，聚乙烯等
- 优点：弹性性能好，易成型加工
- 缺点：强度弱，易形变，易降解

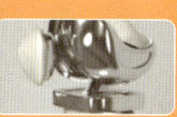
医用**金属**生物材料：钛网，不锈钢，钴铬合金等
- 优点：强度大，硬度高，延展性好
- 缺点：易腐蚀，密度过高

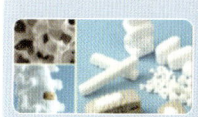
无机**非金属**材料：氧化铝陶瓷，碳材料，羟基磷灰石等
- 优点：生物相容性好，模量高，压缩强度高，美观度好
- 缺点：脆性大，延展性差

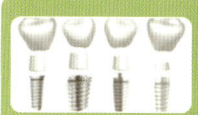
复合生物材料：不同材料的组合
- 优点：综合性能优异
- 缺点：加工难度大

四类生物材料的特点

生物材料的应用

生物材料不仅仅是医学领域的工具，它已经悄然渗透到我们生活的方方面面，帮助无数人恢复健康、提升生活质量。接下来，我们通过几类生物材料的典型应用，来看看它们是如何改变我们的生活的。

第一类是骨科／口腔硬组织修复材料。许多生物材料被广泛应用于骨和口腔等硬组织的修复，什么是硬组织呢？简单来说，硬组织是指经过生

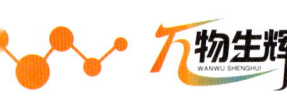

物矿化过程形成的组织,比如骨骼和牙齿。这些组织具有较高的强度和硬度,能够支撑和保护身体。常见的应用包括骨缺损的填充修复材料、牙齿种植体以及人工关节等。例如,当患者因外伤或疾病导致骨缺损时,医生可以使用生物材料制成的骨填充材料来修复缺损,帮助骨骼重新生长。牙齿种植体则通过植入人工牙根,替代缺失的牙齿,恢复患者的咀嚼功能。人工关节则用于替代受损的关节,帮助患者恢复行动能力。

第二类是心血管软组织修复材料。心血管疾病是全球范围内的主要健康威胁之一,而生物材料为治疗这些疾病提供了重要的解决方案。例如,人工血管通常由膨体聚四氟乙烯制成,用于替代因疾病或损伤而受损的血管,恢复血液的正常流动。此外,人工心脏瓣膜和人工心肌补片等软组织修复材料也在临床上得到了广泛应用。人工心脏瓣膜可以替代病变的心脏瓣膜,帮助患者恢复心脏的正常功能;人工心肌补片则用于修复因心肌梗死等原因受损的心肌组织。

第三类是皮肤创面组织修复材料。对于烧伤患者或严重皮肤损伤的患者来说,皮肤创面修复材料是救命的关键。皮肤是人体最大的器官,一旦受损,不仅会带来剧烈的疼痛,还可能导致感染和其他并发症。人工皮肤等材料为创面愈合提供了支撑和保障,帮助患者加速康复,减少感染风险。例如,对于大面积烧伤患者,医生可以使用人工皮肤覆盖创面,防止水分和热量流失,同时促进新皮肤的再生。这些材料不仅帮助患者度过了最危险的阶段,还为他们的长期康复奠定了基础。

第四类是血液净化和透析材料。血液净化和透析是许多肾病患者的生命线,而这一过程的核心技术依赖于多孔的血液过滤膜。慢性肾病患者由于肾脏功能衰竭,无法有效清除体内的毒素和废物,因此需要依靠透析来维持生命。这种过滤膜材料能够有效清除血液中的毒素和废物,帮助患者维持生命。例如，血液透析机通过过滤膜将患者的血液与透析液进行交换，去除血液中的有害物质，同时补充必要的电解质和营养物质。这些材料不仅延长了患者的生命，还显著提高了他们的生活质量。

第五类是药物缓释和控释材料。你是否注意到，有些药物可以缓慢释放，效果持久。这要归功于药物缓释和控释材料。传统的药物服用方式往往会导致药物在体内的浓度波动，影响疗效并可能产生副作用。而药物缓释和控释材料作为药物的载体，能够控制药物的释放速度和位置，确保药物在体内发挥最佳效果。例如，一些治疗慢性疾病的药物通过缓释技术，可以在体内持续释放，保持稳定的血药浓度，从而减少服药次数，提高患者的依从性。这些材料不仅提高了药物的疗效，还减少了副作用，为患者提供了更加安全和便捷的治疗方案。

第六类是整形外科材料。随着医美行业的快速发展，整形外科材料也越来越受到关注。无论是为了修复先天缺陷、外伤损伤，还是为了追求美丽与年轻，整形外科材料都在其中扮演着重要角色。早期的材料如透明质酸，因其良好的生物相容性和可吸收性，常用于面部填充，帮助改善面部轮廓，填补皱纹和凹陷部位，使面部线条更加流畅自然。近年来，随着科技的进步，新型材料如聚乳酸（PLA）和聚己内酯（PCL）再生微球逐渐成为热门选择。这些材料通过刺激人体免疫反应，促进胶原蛋白的再生，从而改善皮肤质地，提升面部紧致度，效果更加持久和自然。最近，羟基磷灰石微球也逐渐流行起来，它通过力学刺激促进胶原再生，且不会引发免疫反应，避免了传统材料可能带来的过敏或排异问题，成为医美领域的新宠。这些材料帮助人们实现了外貌上的改善，提升了自信心和生活质量，成为现代医美行业中不可或缺的一部分。

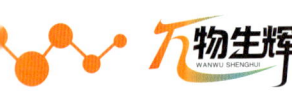 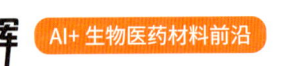

生物材料的未来展望

生物材料在过去几十年里经历了飞速发展,而它的未来同样充满希望,将继续大步向前迈进。生物材料的未来发展方向可以概括为四个关键词:多功能化、智能化、个性化和集成化[3]。

多功能化。未来的生物材料将不仅仅是单一功能的修复工具,而是具备多种功能的"全能选手"。通过仿生设计和材料结构的优化,科学家们正在开发能够同时实现多种生物学效应的活性材料。例如,这些材料具有捕捉活性因子、招募干细胞、调控免疫细胞等能力。这种多功能材料能够满足复杂组织的修复需求,为患者提供更全面的治疗方案。比如,一种材料不仅可以修复受损的骨骼,还能促进血管和神经的再生,加速愈合过程。这种多功能化的趋势将使生物材料在医学领域的应用更加广泛和高效。

智能化。智能生物材料是未来的另一大趋势。这类材料能够感知外界的各种刺激,如力、热、光、电等物理信号,或者体内的pH、血糖、酶活性等生化变化,并做出相应的反应。通过与组织和细胞的动态互动,智能材料可以主动调控细胞行为,影响生命的进程。此外,人工智能(AI)的引入也将彻底改变生物材料的设计方式。传统材料设计往往需要大量试验和试错,成本高、耗时长,而AI可以通过大数据分析和模拟,快速预测材料性能,设计出更可靠、更高效的材料,大大缩短研发周期,降低成本。在可见的未来,AI将推动生物材料技术的快速发展。

个性化。每个人的身体结构都是独一无二的,因此未来的生物材料将朝着个性化方向发展。通过3D打印等技术,科学家可以根据患者的具体需求,定制出完全匹配的生物材料。例如,对于面部骨缺损的患者,3D

打印技术可以精确复制面部骨骼的复杂结构，实现个性化的修复。这种个性化治疗方案不仅提高了治疗效果，还推动了传统医疗模式的变革。未来，随着技术的进步，个性化材料甚至可能实现所有器官的替代，真正实现"量身定制"的医疗服务。比如，患者可以通过3D打印技术获得完全匹配的心脏瓣膜，从而大大提高手术的成功率和患者的康复速度。

集成化。未来的生物材料不仅仅是修复工具，还将集成监测和诊断功能。通过材料的生物活性和智能响应特性，这些材料可以实时监测健康状况，并根据环境变化调整自身功能。例如，生物活性材料可以制成细胞内外的生物传感器，或者用于监测皮肤菌群的贴片。这种集成化材料将推动生物材料与其他领域的融合，比如柔性可穿戴设备促进了生物材料与电子工程、传感器技术、生物医学工程、数据科学、人机交互等领域的深度融合。未来，这些设备将在临床上广泛应用，帮助患者更好地管理慢性疾病。例如，一种集成化的生物材料贴片可以实时监测糖尿病患者的血糖水平，并在必要时自动释放胰岛素，帮助患者更好地控制病情。

总之，生物材料的未来充满了无限可能。无论是多功能化、智能化、个性化还是集成化，这些发展方向都将为人类健康带来革命性的改变。通过不断突破和创新，生物材料将继续为我们的生活带来更多惊喜，帮助我们更好地应对健康挑战。

结语

现今，生物材料及相关医疗器械产业正处于蓬勃发展的阶段，堪称"井喷式增长"的前夜。回顾过去几年，一批新型国产生物材料与制品已成功进入产业化和临床应用阶段，形成了多个具有技术优势的产业群。展望未来，到 2030 年，我国将基本建成完整的生物材料研发与产业体系，高端生物材料及相关医疗器械的国产化率将超过 50%，我国也将成为全球生物材料的重要供应地，为世界健康事业贡献更多"中国力量"。

参考文献

[1] 崔福斋, 冯庆玲. 生物材料学[M]. 2版. 北京: 清华大学出版社, 2004.

[2] Li Y, Xiao Y, Liu C.The horizon of materiobiology: A perspective on material-guided cell behaviors and tissue engineering[J].Chemical Reviews,2017,117(5): 4376-4421.

[3] 陈曦, 袁媛, 谭业强, 等. 无机非金属生物材料发展战略研究[J]. 无机材料学报, 2025,40(5): 449-456.

手性医用材料：镜像中的健康革命

冯传良

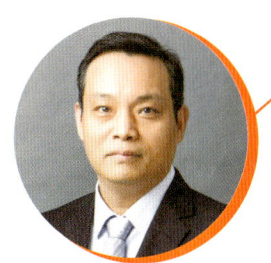

冯传良

冯传良，上海交通大学特聘教授，国家万人计划科技领军人才，国际高分子材料表征学术委员会委员，中国化学会手性化学专业委员会委员，中国材料大会学术委员会委员、水凝胶分会主席。长期从事生命体系中的手性现象、手性传递与放大、手性超分子材料构筑与生物医学应用等研究。围绕超分子手性设计、手性结构生物学性能、手性植入医疗器械开发做出创造性贡献，荣获上海市自然科学奖一等奖、中国材料研究学会科技进步奖一等奖。在《先进材料》（Advanced Materials）等国际知名学术期刊发表论文170余篇，获授权国家发明专利25项，出版专著2部。

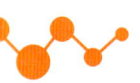 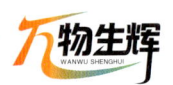

引言

20世纪五六十年代,欧洲、美国和日本等国家先后诞生了12000多名形状如海豹一样的畸形儿。这些婴儿手脚比正常人短,有些甚至根本没有手脚,多因为先天缺陷而早早夭亡;就算顺利长大,也要终生面对肢体残疾、慢性疼痛、早衰和冠心病等诸多问题,生活举步维艰。该事件引起了社会的广泛关注,一时间舆论哗然,人心惶惶。那时的孕妇为了缓解妊娠期呕吐服用一种叫做沙利度胺(Thalidomide,商品名反应停)的药物,其生产商为了市场推广,夸大宣传了沙利度胺的镇静催眠和抑制孕吐作用,却对其可能产生的副作用缄口不言。1961年,德国汉堡大学的儿科主任维杜金德·兰兹博士(Dr. Widukind Lenz)经过科学研究揭露了沙利度胺就是导致婴儿畸形的元凶,海豹肢婴儿的母亲均有服用沙利度胺的历史。原来通过化学反应合成的沙利度胺实际上是由两种各占50%的空间结构且呈镜面对称的化合物组成,是一种手性药物分子。这一对化合物的相似性就像我们的左右手,难以区别,但又各不相同。其中右手构型化合物(R-构型)具有抑制妊娠反应和镇静作用,而左手化合物(S-构型)则有致畸性,是导致海豹肢婴儿的罪魁祸首!兰兹博士的勇敢发声迫使"反应停"退市,避免了海豹肢婴儿悲剧的持续发生。这一事件也让"手性"及手性药物走进了大众视野。

手性医用材料：镜像中的健康革命

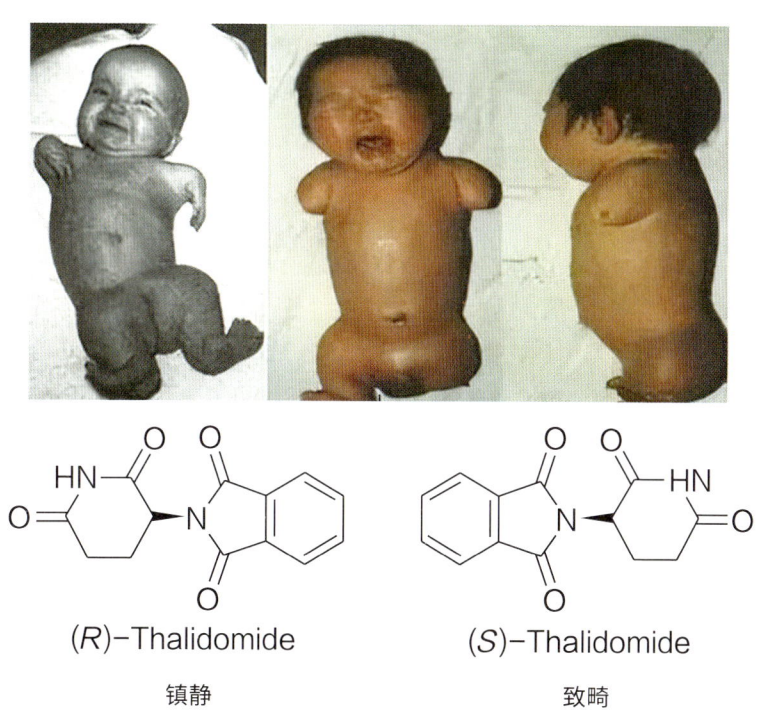

(R)-Thalidomide 镇静　　(S)-Thalidomide 致畸

反应停事件中的海豹肢婴儿

什么是手性？

尝试用你的右手去握同伴的左手，是不是怎么都感觉别扭？是的，你的右手掌不能与同伴的左手掌舒适地握合，这是因为手是具有非重叠镜像的物体。"手性"（chirality）一词正是来源于此。所谓手性，是指一个物体与其镜像不存在几何对称性，并且不能通过平移或旋转等对称操作使物体与其镜像相重合的特性。手性存在于从微观到宏观的各个尺度上，大至宇宙星系、大气气旋，小到自然界动植物，甚至到亚原子层级的基本粒子。

科学家对手性的理解起源于分子结构。1848年，法国巴黎师范大学的

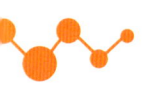 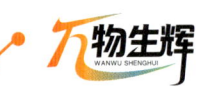

AI+ 生物医药材料前沿

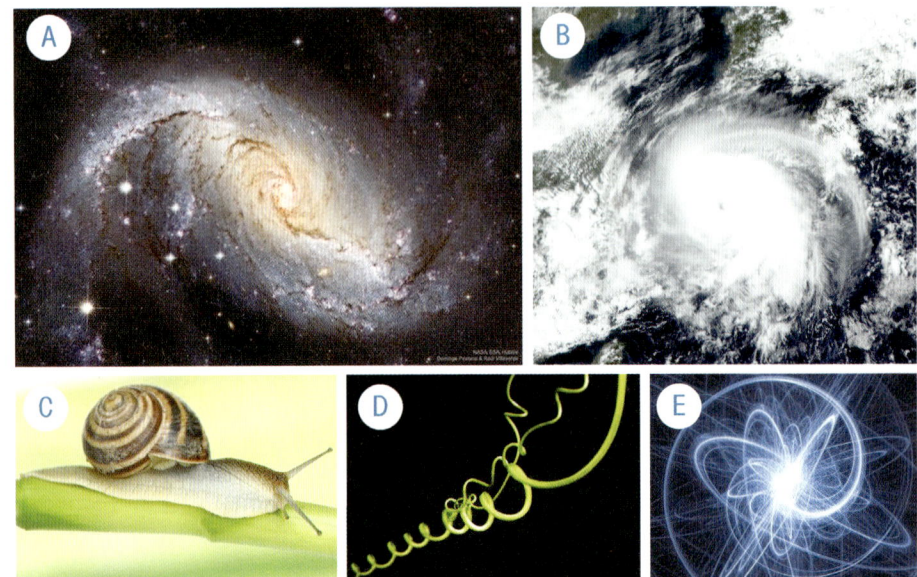

（A）哈勃望远镜拍到的棒旋星系 NGC 1672：NGC 1672 位于剑鱼座，距离地球 6000 万光年，直径约 7.5 万光年，分布着数 10 亿颗恒星；（B）2024 年第 13 号台风"贝碧嘉"卫星云图：台风贝碧嘉造成上海、浙江、江苏 3 省（市）165.5 万人次不同程度受灾，直接经济损失 14.3 亿元；（C）蜗牛的壳呈现出螺旋手性的特征：有没有注意到地球上几乎所有蜗牛的壳都是"右旋的"？（D）丝瓜的藤蔓：什么力量驱使着它以手性螺旋的方式生长？（E）中微子质量非常轻，几乎不与物质相互作用，能够轻松穿透地球甚至整个宇宙，因此被称为"幽灵粒子"。中微子自旋均相同，为左手性。

年轻科学家路易斯·巴斯德（Louis Pasteur）在研究葡萄酒酿造过程中产生的酒石酸盐晶体时，发现在酒石酸盐晶体中有的晶面向左，有的晶面向右。他用镊子将两种晶体分开，发现这两种不同晶体的溶液一个具有左旋光，另一个具有右旋光，而二者等量的混合物则无旋光。他认为这两种酒石酸盐晶体，就像手一样对称而不能相互重叠，并首次提出了手性及手性分子的概念。物质的旋光性即与分子手性有关，巴斯德据此引入了对映异构体的概念，他的发现对立体化学的发展产生了深远影响。

在现代化学中，手性已经是一个非常重要的概念。手性分子通常指的是那些含有手性中心的分子，手性中心是指分子中一个特定的原子，通常是碳原子，它有四个共价键，当它连接着四个不同的分子或基团时，分子就具有了手性。手性对映异构体在非手性环境中的物理性质和化学性质基本上是相同的，例如熔点、沸点、溶解度以及与非手性试剂的反应速度等，旋光性除外，对映异构体的旋光能力相等，但旋光性相反。然而，它们在手性环境中所表现出的性质就大相径庭。例如，在生物体内各种酶和底物都是具有手性的，因此不同的手性异构体分子在生理作用和药理活性方面会表现出很大的差异。我们熟悉的氧氟沙星（左氧氟沙星的抗菌活性是没有手性的氧氟沙星消旋体的 2 倍）、萘普生（S- 构型抗炎、退热、止痛的功效是 R- 构型的 28 倍）、苯磺酸氨氯定平片（左旋分子降血压，而右旋分子无降压作用且有水肿等副作用）等药物分子因为手性不同而差异显著。手性在化学领域，特别是在药物和农药化学方面有着重要的应用。

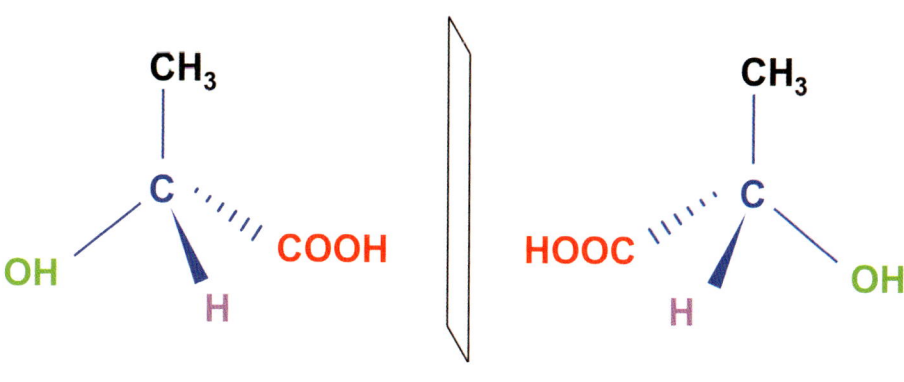

对映异构

乳酸分子的空间构型
乳酸分子有一个手性碳，分别连接四个不同的基团，是手性分子

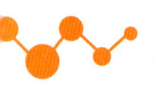 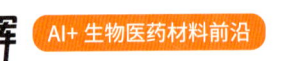

手性与生命

手性与生命的关系非常密切,在生命的产生和演变进程中,它已成为生命的本质属性。构成生命体的有机分子大多数都是手性分子,并且几乎都以单一异构体的形式存在,比如生物大分子的基元 α-氨基酸几乎都是"左旋"的(L-构型),而天然糖类中的核糖单元则全都是"右旋"的(D-构型)。这种特性被称为分子的手性均一性,是生命体内一个重要的特征。生命体内由氨基酸组成的蛋白质是右旋的,由核苷酸组成的DNA双螺旋结构多数情况下也是右手的手性构型。与机体功能密切关联的甾体激素、生物碱、信息素等有机小分子绝大多数也都是手性化合物。

生命对手性的选择性不是偶然的,而是生物体在长期进化中对结构和功能的优化。也因此,不同的手性物质必然具有不同的生物活性。譬如光合作用和呼吸作用中每秒钟都涉及数以万计的化学反应,这些都有赖于电子的高速运输。电子运输是通过蛋白酶来实现的。这些蛋白酶实际上是由一个个具有相同手性的氨基酸分子连接成的长链。试想一下,如果这条长链不保持同一手性,那会怎样?假设蛋白质长链上面两个相邻的氨基酸分子手性不同,A是左旋的,B却是右旋的。当电子流过左旋的A时,产生向上的自旋,而这些电子接下去要流过右旋的氨基酸分子B时,自旋朝上的电子恰恰是B阻挡和排斥的对象。也就是说,电子在通过这两段氨基酸链的时候,前一段畅通无阻,后一段却卡壳了,这样一来,运输效率就大打折扣了。相反,如果每一个氨基酸分子都具有相同的手性,那么这些电子就会一路畅通无阻。可见,同一手性的设计是实现有机体物质、信号高效传输的根本,这可能也是生命体同手性进化的原因之一。历经百年,科学家们不断地对手性分子进行探索与研究,并在实践中愈发深刻地认识到手性在人类生存和发展过程中的重要作用。然而,关于生命手性的起源以及生命为什么没有建立在它们的镜像上,仍然是未解的难题。

分子之上

手性不仅仅存在于单分子中,它还可以延伸到更大的尺度,形成手性超分子结构。这些结构可以自组装成具有特定功能的材料,例如手性纳米材料、手性高分子材料等。纵观生命体内部,手性也更多地是以一种材料的形式展现,比如我们前面提到的DNA、蛋白质和生物大分子都是手性分子通过不同的组装方式形成的一种手性物质,其分子量和结构复杂程度

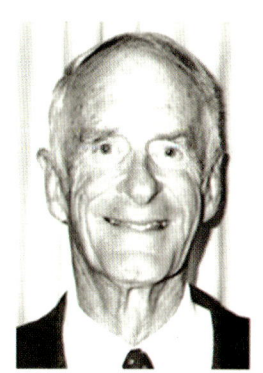 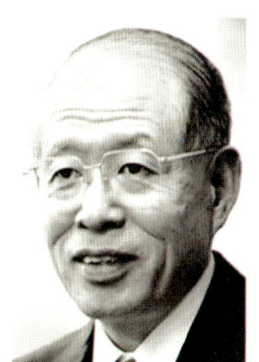 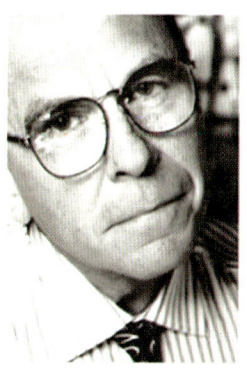

威廉·诺尔斯　　　　野依良治　　　　巴里·夏普莱斯

手性的重要作用催生了手性分子合成和分离技术,21世纪第一个诺贝尔化学奖授予美国科学家威廉·诺尔斯(William S. Knowles)、巴里·夏普莱斯(K. Barry Sharpless)和日本名古屋大学教授野依良治(Ryoji Noyori),表彰他们在手性催化方面作出了突出的贡献。2021年诺贝尔化学奖再次花落不对称有机催化,授予德国科学家本杰明·利斯特(Benjamin List)和美国科学家大卫·麦克米伦(David MacMillan)

远高于手性分子,而正是这些具有手性结构的物质调控着生命的基本单元——细胞的各种行为,承担着至关重要的生理功能。

想要仿生和构筑这些手性结构并不是一件容易的事。生命体系的手性是建立在长程有序基础上精密组装的结果,自组装是人工体系制备仿生手性材料最有力的方法之一,手性信息从单分子传递到超分子组装体,然后通过自组装过程进一步传递到宏观上层结构。传统基于一端疏水一端亲水的两亲性分子体系在组装过程中首先成核并形成短程有序的胶束状亚稳态聚集体,即疏水端在内、亲水端在外,并进一步堆积形成长程无序的微纳结构。聚集体的长程无序组装阻碍了分子基元物理化学特性在微纳结构上的传递,使手性特征难以在宏观材料上体现。

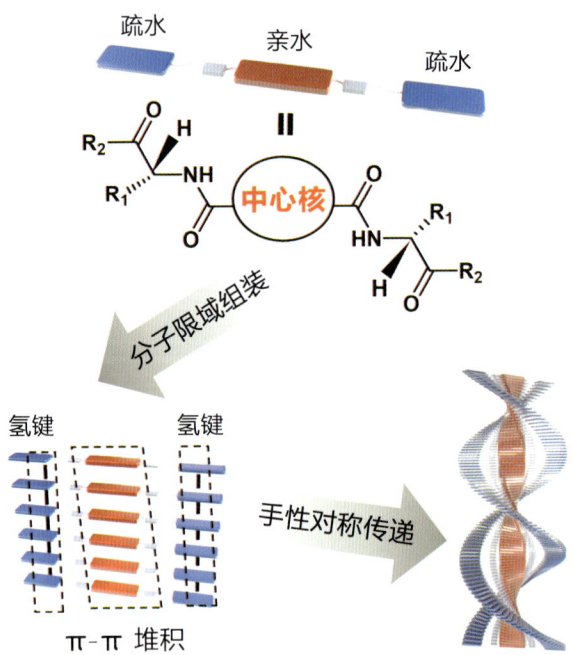

"亲水-疏水-亲水"的中心对称超分子水凝胶基元设计,使分子基元限域组装、长程有序排列,解决了传统仿生超分子因"分子-成核-聚集"导致的结构手性"淬灭"难题

手性医用材料：镜像中的健康革命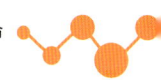

针对上述难题，我们课题组建立了新的"亲水-疏水-亲水"中心对称超分子水凝胶设计：疏水基团为中心核，亲水基团对称分布于分子两端。这样，中心核间形成疏水相互作用，对称亲水臂分别形成氢键，使分子基元得以限域定向组装，避免了亚稳态聚集体的产生，确保分子基元长程有序组装，从而将分子的物理化学特性高效传递到组装体，获得结构和性能精准可控的手性材料[1]。利用这一设计理论，我们成功构建了许多不同尺度和层次的手性结构。扫描电子显微镜捕捉到了这些漂亮的螺旋形手性长链，这意味着人工生物材料体系实现了分子长程有序排列，获得了对生命物质精细手性构型的仿生和传承。这为人类揭示和解析手性的生物活性奠定了坚实的基础，也为一些因手性结构异常变化导致的重大疾病（如阿尔茨海默病、帕金森病等）的探索和治疗提供了可能性。

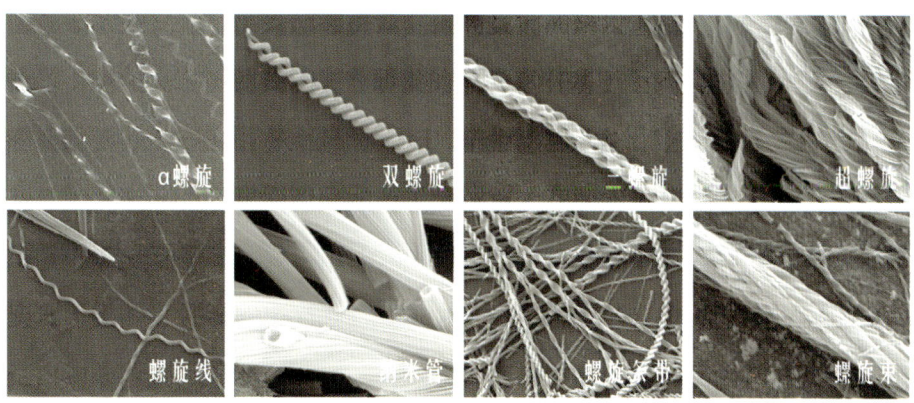

人工生物材料构建了不同层次的手性仿生精细结构，如仿生蛋白质α螺旋、仿生DNA双螺旋、仿生胶原纤维三螺旋、仿生由双链DNA进一步扭曲盘绕而形成的超螺旋三级结构、仿生微管蛋白的螺旋纳米管以及仿生由蛋白质α螺旋折叠构成的螺旋束等，为解构手性生命密码、揭秘手性信息科学提供了奠基

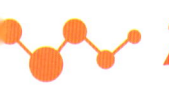 

神奇的手性效应

我们身体内的细胞是在三维空间中生长的,这个三维微环境通常由细胞外基质(extracellular matrix, ECM)构成,包括了胶原蛋白、弹性蛋白、纤连蛋白等成分,他们为细胞提供了复杂的物理和化学信号,影响细胞的生长、迁移、分化和功能表达。细胞不是扁平的圆形结构,而是像变形虫一样在蛋白纤维构成的三维网络中穿梭运动。可想而知,这些纤维网络与细胞的行为密切相关,那么,纤维的手性是否在其中扮演着重要角色呢?

我们课题组采用一步法将细胞镶嵌于人工手性水凝胶材料中,观察发现内皮细胞(huma umbilical vein endothelial cells, HUVECs)在不同手性的纤维网络中差异显著[2]。细胞在左旋三维结构中的生长量与右旋结构相比大幅增加,两者相差超过260%。进一步研究发现,左旋纤维通过空间立构作用与细胞表面的糖蛋白相互作用,从而促进了细胞的粘附增殖行为。不仅如此,手性水凝胶材料对干细胞的分化也有着深远的影响。干细胞是一种未充分分化、尚未成熟的细胞,具有再生多种组织和器官的潜力,可以通过机体自身和外因的调节多向分化成不同种类的细胞,如脂肪细胞、成骨细胞、软骨细胞、肌肉细胞、肌腱细胞,等等,为许多疾病的治疗提供了新的可能性,如帕金森病、糖尿病、血液系统疾病、受损器官再生修复等。指导干细胞分化为特定细胞类型是干细胞研究的重大挑战之一。我们课题组深入研究了手性材料对于骨髓间充质干细胞(human bone marrow, mesenchymal stem cells, hBMSCs)分化的调节功能。由左手螺旋纤维构建的细胞基质诱导干细胞向成骨细胞分化,而右手螺

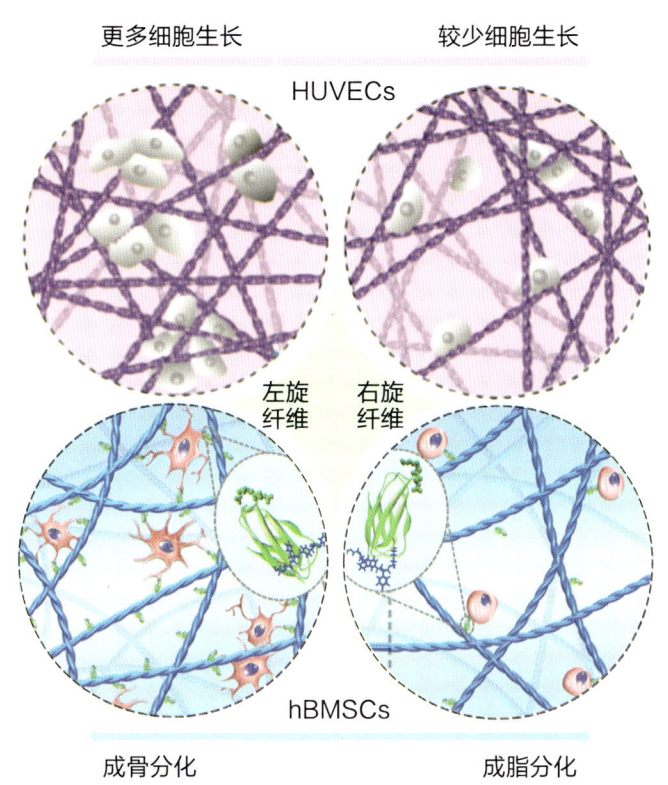

手性材料通过空间立构作用和不同的诱导信号调控各种类型细胞的行为和功能,为组织再生和器官再造提供了丰富的可能性

旋纤维则调控干细胞向脂肪细胞分化,其效率可与经典化学诱导相媲美。由不同手性导致的细胞机械传感差异经信号转导和级联反应被逐步放大,最终导致了干细胞的显著异质分化[3]。同样地,右旋纤维诱导视网膜祖细胞(hetinal progenitor cells,RPC)向神经元分化和形成神经突触,右旋纤维则促使RPC向胶质细胞分化。而对于癌细胞,我们的研究发现,左旋纤维能够显著抑制肿瘤源性外泌体分泌,重塑肿瘤细胞外微环境,从而干预癌症的进展。

由此可见,与细胞尺寸相当的微米尺度手性材料对不同种类细胞的行

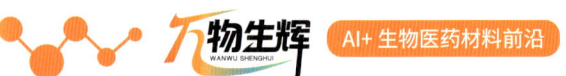

为都有着深刻的影响，甚至是决定作用。随着手性材料对细胞行为的调控被越来越多的研究发现，手性材料及其所构建的手性微环境将成为新的治疗手段，为维护生命健康提供简单而高效的策略。

镜像中的健康革命

作为新兴医用材料，手性材料展现了在生命科学和疾病治疗领域应用的巨大潜力，这种因镜像差异带来的对生命体细胞行为调控和功能演化截然不同的神奇效果的材料，可望引领新的健康革命。譬如，神经损伤和断裂常导致感觉丧失、功能障碍，严重者可导致四肢瘫痪（如脊髓神经损伤）。手术、电刺激、物理疗法等治疗措施无法修补较大的神经损伤。我们将手性水凝胶材料用于大鼠坐骨神经缺损修复，发现右旋水凝胶相较于左旋和消旋，显著促进了局部损伤复合运动动作电位、运动神经传导速度等电生理信号的重建，通过进一步评估小鼠的步行轨迹、髓神经纤维再生、腓肠肌肌肉萎缩改善等项目，证实手性水凝胶可持续改善运动神经功能的恢复[4]。手性材料为神经损伤、神经退行性疾病和神经发育等神经系统疾病治疗带来了新的选择。

癌症一直是困扰人类健康和生命的第一大杀手，许多癌症的生存率都很低，肿瘤细胞的异质性、耐药性及远端转移为肿瘤治疗带来了巨大的困难。我们探索了手性材料对肿瘤治疗的作用。在乳腺癌肿瘤原位和皮下模型中，左手纳米纤维通过立体选择性促进肿瘤细胞转运蛋白吸附，抑制肿瘤的增殖和转移[5]。肿瘤细胞坏死性凋亡，肿瘤体积和重量显著减小。而将左手手性水凝胶用于原发黑色素瘤手术切除伤口，可显著抑制肿瘤的复发。通过建立手性抗肿瘤微环境干预肿瘤进展成为新兴的肿瘤治疗手段。

心肌梗死是近年来发病率和死亡率较高的疾病，坏死的心肌尚无有效手段治疗恢复，这加重了患者再次发生心肌梗死的风险。利用三维手性纤维结构与巨噬细胞免疫系统的相互作用，我们发现，左手纳米纤维可以调控巨噬细胞极化及免疫信号传导[6]，抑制心肌梗死导致的炎症反应，促进受损心肌修复，其作用远超右手纳米纤维和非手性纤维。在心肌梗死模型中，植入左手纳米纤维基质的心脏梗死面积减小，左心室壁厚度显著增加，心肌功能恢复显著改善。

慢性创面面临着细胞修复、血管重建和组织新生等难题，慢性伤口（如糖尿病足）的修复在临床上仍面临巨大的挑战。受皮肤中自然存在的手性结构的启发，我们开发了基于氨基酸衍生物的手性水凝胶敷料，可分别组装成左旋或右旋螺旋纤维。二者表现出显著的差异，相较于左旋水凝胶，右旋水凝胶能够进行高效的Ⅰ型胶原吸附，以整合素（integrin）和YES关联蛋白（yes-associated protein, YAP）介导的方式促进角质形成细胞的增殖和迁移，以无药物模式促进伤口愈合和上皮再形成[7]。与临床使用的普朗特（prontosan）凝胶伤口敷料相比，该水凝胶可显著促进微血管形成，在感染型糖尿病伤口修复中表现出优异的效果，将愈合时间从21天缩短到14天。我们据此开发了首款用于伤口管理的手性创面敷料，实现了手性材料在医用领域应用"零"的突破。

手性材料的医学应用正随着基础研究的不断深入而发展壮大，手性药物递送系统、手性组织工程材料、手性生物成像与传感、手性免疫治疗等研究方兴未艾，由手性不对称带来的生物学效应正深刻改变着世界。

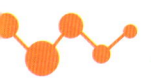 

结语

手性与人类生命健康息息相关。手性医用材料是当前医学发展的一个重要研究方向，在癌症、神经退行性疾病的治疗和组织工程等方面已显现出极大的应用潜力。手性材料的应用不仅能够提升现有治疗手段的效率，还为未来的个性化、精准化医疗提供了可能性。现阶段，手性材料在设计、合成和规模化生产上仍面临着挑战，随着人们对手性材料的研究不断深入，手性医用材料的应用前景也将不断拓宽，将在生命健康领域发挥越来越重要的作用。

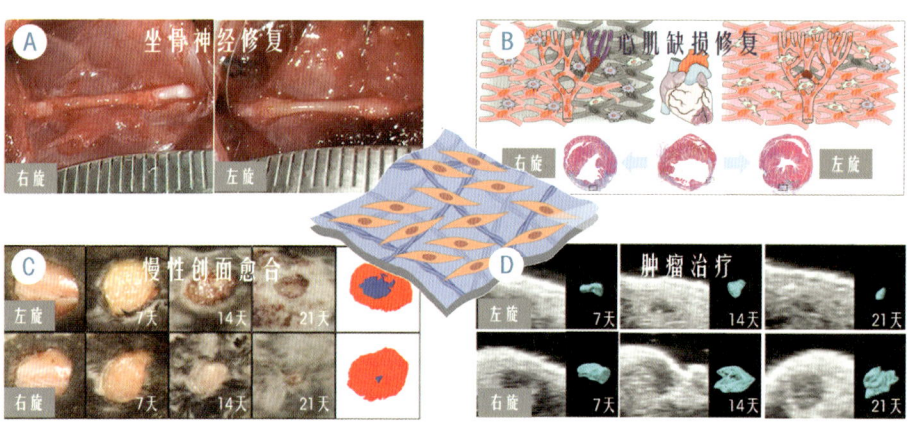

不同手性对细胞行为和功能的调控在神经退行性疾病、创面愈合等领域展现的应用前景（A）在大鼠坐骨神经缺损修复中，右旋水凝胶实验组的髓神经直径明显较大，直径大于5μm 的轴突百分比较高，右旋手性显著促进了神经再生和运动神经功能改善；（B）在心肌缺损修复中，左旋水凝胶显著抑制了小鼠左心室壁变薄和纤维化进程，促进受损心肌的修复；（C）在糖尿病慢性创面治疗中，相较于左旋水凝胶，右旋水凝胶更能促进角质形成细胞的增殖和迁移，加速伤口再上皮化，显著缩短了伤口愈合时间；（D）在小鼠乳腺癌模型中，左旋纳米纤维能够抑制肿瘤的增殖和转移，超声影像显示其肿瘤体积和重量显著减小

问答

1. 生活中的左撇子是由什么决定的？

世界人口中大约有1/10的人是左撇子，英国的一项研究结果表明人类基因组中有4个遗传区域与左撇子相关，其中3个区域与影响大脑发育和结构的蛋白质相关。

2. 手性特征的水凝胶在决定细胞命运的基础研究方面有哪些挑战？

首先，需要获得与人体内多层次手性结构完全匹配的水凝胶材料，这对体系的设计提出了很高的要求；其次探讨材料与蛋白在微观结构水平的相互作用，需要从表征手段上实现创新突破。

3. 手性药物与手性材料在治疗疾病上有哪些不同？

手性药物通过分子层级的空间识别和适配发挥生物活性，手性材料不仅可与蛋白质相互作用，还可以被细胞识别并被用作信号转导。

参考文献

[1] Feng C L, Dou X Q, Zhang D, et al. A highly efficient self-assembly of responsive C2-cyclohexane-derived gelators[J]. Macromolecular Rapid Communications, 2012, 33(18): 1535-1541.

[2] Liu G F, Zhang D, Feng C L. Control of three-dimensional cell adhesion by the chirality of nanofibers in hydrogels[J]. Angewandte Chemie International Edition, 2014, 53(30): 7789-7793.

[3] Wei Y, Jiang S J, Si M T, et al. Chirality controls mesenchymal stem cell lineage diversification through mechano-responses[J]. Advanced Materials, 2019, 31: 1900582.

[4] Li Y, Wang Y L, Ao Q, et al. Unique chirality selection in neural cells for D-matrix enabling specific manipulation of cell behaviors[J]. Advanced Materials, 2023, 35: 2301435.

[5] Wu B B, Dou X Q, Zhao Y, et al. Chiral supramolecular nanofibers regulated tumor-derived exosomes secretion for constructing an anti-tumor extracellular microenvironment[J]. Small, 2024, 20(30): 2308335.

[6] Yang L, Yang L, Lu K L, et al. 3D chiral self-assembling matrixes for regulating polarization of macrophages and enhance repair of myocardial infarction[J]. Advanced Science, 2023, 10: 2304627.

[7] Zhu H T, Xing C, Dou X Q, et al. Chiral hydrogel accelerates re-Epithelization in chronic wounds via mechano-regulation[J]. Advanced Healthcare Materials, 2022, 11: 2201032.

水凝胶材料:再生医学的"神器"

林秋宁 陈婷

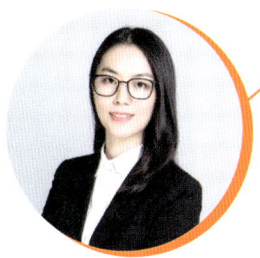

林秋宁

上海交通大学生物医学工程学院研究员,博士生导师,国家优秀青年科学基金获得者。长期从事水凝胶生物材料、光智能生物材料、生物 3D 制造、药物控释的研究。已在《自然 - 材料》(*Nature Materials*)等国际顶级学术期刊发表 60 余篇论文。申 / 获中国及国际 PCT 专利 20 余项,授权 14 项。主持 / 参与自然科学基金委、科技部、军委科技委、上海市科委等项目 10 余项。

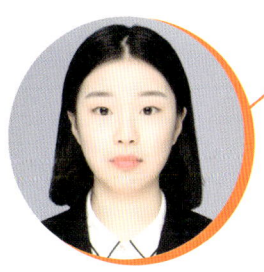

陈婷

上海交通大学生物医学工程学院 2020 级直博生。

引言

在动物界中,壁虎具备令人惊叹的再生能力,即便遭遇断尾之伤,它也能够重塑新生;螃蟹同样表现出色,在断肢后仍能重新长出崭新的钳子。然而,人类与这些动物形成了鲜明对比。由于人类机体的结构更为复杂精巧,器官和组织的分化程度较高,这一特性使得人类在面对重大创伤或者罹患疾病时,其再生能力显得相对有限。正因如此,组织的修复和再生已成为一个至关重要的研究领域。

硬组织修复的发展历史可以追溯到古代。例如,古罗马人使用动物的牙齿和骨头作为假牙,而中国古代则使用银、锡等金属填充龋齿。到了19世纪,随着冶金技术的发展,金属材料也开始作为骨组织和牙科修复的替代材料出现。现如今,金属、陶瓷和高分子材料在硬组织修复领域的应用已经相当成熟。然而,适用于软组织修复的材料却相对匮乏,亟须开发能够适用于软组织修复和再生的材料。

软组织修复的挑战

目前,在软组织修复领域,自体移植被公认为"金标准"。然而,这种方法从某种程度上来说,无异于"拆东墙补西墙"。一方面,这种治疗方法会对患者的身体造成二次伤害;另一方面,当面对大面积软组织缺损或器官严重损伤的情况时,难以满足治疗需求。而异体移植,作为当前器官移植治疗中最为主要的一种方式,虽然在一定程度上缓解了供体短缺的问题,但也面临着诸多挑战。其中,免疫排异和供体短缺是两个最为突出的问题。据统计,我国每年约有50万人在等待肾脏移植,但是能够实现移植的患者仅有5000个;角膜移植的情况同样不容乐观,每年大约有10万人等待着角膜移植手术,但真正能够接受手术的只有3000人左右。此外,骨髓、肝脏和心脏移植的供需缺口更大。

在这样的背景下,异种移植被认为是解决供体短缺的潜在解决方案。这一概念的探索始于20世纪初。1905年,法国医生马修·贾布利(Mathieu Jaboulay)尝试将猪和山羊的肾脏移植到人类患者体内,尽管这一尝试在当时并未取得成功,但为后续的研究奠定了基础。21世纪初,基因编辑技术的突破使异种移植技术取得了一些重要进展。2022年,美国马里兰大学医学院成功将转基因猪的心脏移植到了一名终末期心脏病患者体内。为了

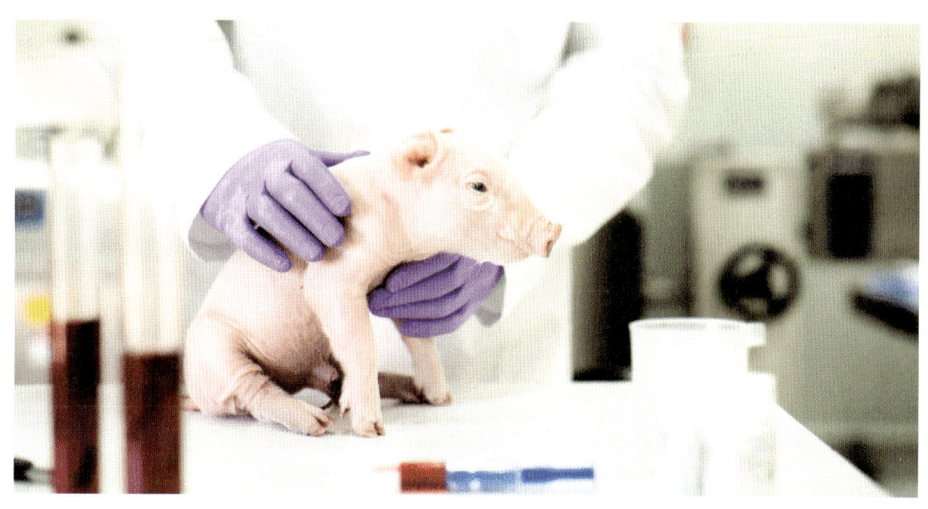

转基因猪用于异种器官移植的探索

降低免疫系统的排斥反应，研究团队敲除了猪的 GGTA1、CMAH 和 GR 基因，同时插入了人类的 CD46、THBD 和 HO1 基因，以此来防止血液凝固和减轻炎症反应。然而，此次移植手术的结果并不理想。接受移植的患者仅仅存活了两个月。2023 年，马里兰大学进行了第二例转基因猪的心脏移植手术，但患者的存活时间仅为 40 天左右。因此，目前异种移植技术尚处于发展阶段，仍需进一步研究。

为了填补当前临床上软组织缺损修复和替代的巨大供需缺口，目前市面上出现了一些柔性的聚合物材料。例如，硅胶凭借其柔软的特性，在乳房假体方面得到了广泛应用；聚氨酯，因其外观和质感常被称为"人工皮革"，则被用作人工血管。然而，这类材料存在生物惰性，仅仅能够起到形状支撑的作用，缺乏必要的功能性。此外，这类材料通常具有疏水的表面特性，与软组织高含水的特性不符。当这类疏水材料被植入体内时，容易引发异物反应，进而导致植入失败或者增加感染的风险。因此，无论是科学界还是医学界，一直在寻求一种理想的软组织修复材料，期望能够解决当前面临的诸多难题。

水凝胶：最值得关注的生物健康材料

2023 年，西湖大学与美国化学文摘社（chemical abstracts service，CAS）合作发布的洞察报告中，将水凝胶材料列为"最值得关注的十大生物健康材料"之首。水凝胶是由亲水性高分子通过交联形成的三维网络结构材料，能够在水中吸水溶胀而不溶解，从而使其既具备柔韧性又富有弹性[1]。水凝胶中的水分子状态介于水和冰之间，具有一定的流动性，因此可以作为理想的载体材料与外界发生物质交换。

水凝胶材料：再生医学的"神器"

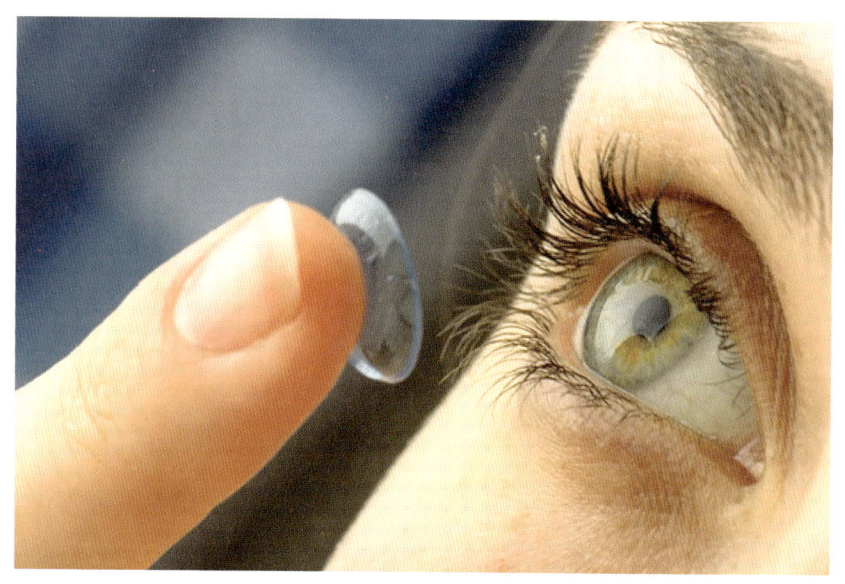

水凝胶隐形眼镜

水凝胶材料在我们的日常生活中随处可见，像纸尿裤、隐形眼镜以及果冻布丁等，都是水凝胶材料的具体应用实例。从本质上来说，水凝胶可以看作是高分子骨架与水的组合体，而构成这个骨架的高分子既可以是天然来源的，也可以是人工合成的。这些高分子通过交联作用形成网状结构。水凝胶的交联方式丰富多样，就如同毛衣编织有着各种各样的图案一样。其中，物理交联方式包括静电相互作用、氢键相互作用、离子络合、疏水相互作用、主客体相互作用以及范德华力等；化学交联则主要是依靠可反应的化学官能团之间的锚定来实现的。

在日常生活中，有一个我们非常熟悉的制备水凝胶的例子——卤水点豆腐。通常情况下，我们会先把豆子打成豆浆，豆浆的主要成分是大豆蛋白。接着便是点卤环节，常用的点卤材料有盐卤或者石膏，盐卤的主要成分是氯化镁，石膏的主要成分是硫酸钙。当把它们加入豆浆中时，豆浆就会凝

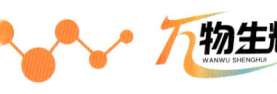

结成块状，进而变成豆腐脑。这一过程背后的原理其实是向蛋白溶液中引入二价离子，这些二价离子能够通过离子络合作用将两个蛋白分子上的羧酸根离子连接起来，从而使蛋白溶液形成固定的三维结构。另外一种制作嫩豆腐的方法是在豆浆中加入葡萄糖酸-δ-内酯，这会使豆浆呈现弱酸性，促使大豆蛋白之间形成氢键和疏水相互作用。由于这种作用力相较于离子络合作用更弱，所以嫩豆腐的质地更加柔软。

总而言之，水凝胶是一种含水量高、具有三维结构、柔软且富有弹性的材料，并且水在其中能够保持一定的流动性，从而可以进行物质的负载和传输。正因如此，在多个维度下，水凝胶都被认为是当前最接近软组织的生物材料。它不仅能够应用于细胞生物学的研究，在组织工程和再生医学领域也大有用武之地，甚至还可以作为3D打印的原材料。

细胞生长脚手架

传统的细胞培养是在二维平面上进行的，常见的培养载体是塑料或玻璃培养皿。然而，细胞在二维平面上铺展时，其形态与体内的真实状态存在显著差异；在二维环境下，细胞的基因表达和功能也与体内不一致。而且，由于缺乏三维空间结构，细胞间的相互作用和信号传导受到限制。对于干细胞而言，二维的培养环境还会导致干细胞失去干性。

水凝胶由于具有与细胞外基质相似的三维结构和高含水量，成为细胞三维培养的理想材料[2,3]。通过调节水凝胶的交联密度和成分，可以模拟不同组织的力学特性，使水凝胶具备像软骨一样的硬度，或者像脑组织一样的柔软度。现有研究表明，在不同硬度的水凝胶中培养干细胞，会使其分化为不同的细胞。例如，当水凝胶的硬度为0.1千帕时，干细胞倾向于分化为神经细胞；当硬度提升至8至17千帕时，干细胞则会分化为肌纤维细胞；进一步提高水凝胶的硬度，则可以将干细胞诱导为成骨细胞[4]。这类研究有助于我们深入理解体内细胞的行为机制。

基于水凝胶三维培养细胞的另一个前沿领域是类器官的研究。类器官是通过将干细胞置于三维水凝胶中，使其自组织形成的微型器官模型，具有特定器官的一些关键特性。在这个过程中，水凝胶为类器官的形成提供了三维支架。目前，已经成功培育出脑类器官、肠类器官和肝脏类器官等，它们具备相应器官的部分特性。这些类器官可用于体外药物的筛选，以减少动物实验，从而进一步缩短药物的开发周期并降低药物的研发成本。

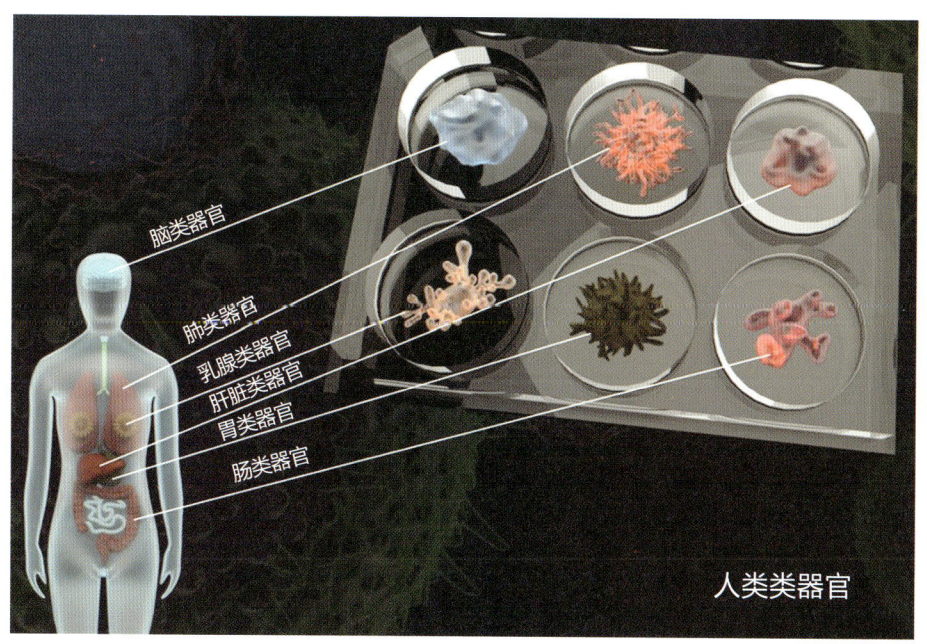

转基因猪用于异种器官移植的探索

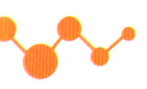 

组织工程潜力股

水凝胶的应用范围还可进一步地拓展至体内,在多个医学领域展现出巨大的应用潜力,以下是两个具体的例子:

第一个例子是水凝胶在心肌损伤修复中的应用。缺血性心脏病是当今全球范围内致死率最高的疾病之一,其主要发病机制是冠状动脉血流减少,进而引发心肌缺血、缺氧,严重时甚至会导致心肌坏死。心肌坏死之后,心肌组织的厚度会逐渐变薄,并且伴随着纤维化的形成,这对心脏的正常生理功能造成了极大的损害。针对这一问题,一种创新的治疗方法应运而生。即利用水凝胶,或者将干细胞与水凝胶相结合,通过微创的方式将其精准地注射到心肌梗死的部位。这种治疗方法的优势在于,水凝胶能够为变薄的心肌提供一种代偿性的机械支撑,就如同为受损的心肌搭建起一个稳固的"支架",帮助其维持正常的形态和结构。同时,结合了干细胞的水凝胶还能促进自体组织的再生,激发身体自身的修复机制。经过大量的研究和实践验证,该方法能够显著缩小梗死面积,有效降低心肌纤维化的程度。更为重要的是,它能够保持心脏的高射血分数,确保心脏正常的生理功能得以维持。

第二个例子就是软骨缺损的修复。骨关节炎作为一种常见的退行性关节疾病,给患者带来了巨大的痛苦。其主要特征是关节软骨的磨损和退化,这会导致患者出现疼痛、僵硬以及功能障碍等一系列症状。据世界卫生组织的统计数据显示,全球约有 3.5 亿人深受骨关节炎的困扰,并且随着年龄的增长,其发病率呈现出显著增加的趋势。然而,软骨组织具有特殊的生理特性,它本身并没有再生能力。一旦软骨发生损伤,往往会使患者的生活质量严重下降。传统的药物治疗和手术干预虽然能够在一定程度上缓解疼痛症状，但都只是治标不治本的方法，无法从根本上解决软骨缺损的问题。在这样的背景下，水凝胶再次展现出其独特的优势。它可以作为一种理想的支架材料，与软骨细胞或干细胞相结合，然后注射填充至软骨缺损部位。水凝胶不仅能够起到支撑作用，维持关节的正常形态，还可以作为一种关节润滑介质，大大减少关节之间的摩擦，从而有效缓解疼痛和僵硬的症状。更为关键的是，它能够为软骨细胞或干细胞提供一个适宜的生长环境，促进它们的增殖和分化，进而实现软骨组织的修复和再生，使其恢复正常的生理功能。

3D 打印黑科技

3D 打印技术凭借其逐层堆积材料的独特方式，具备了精确构建复杂三维结构的能力，从而实现个性化加工，在医学领域引发了一场意义深远的革命性变革。在这一创新技术体系中，水凝胶作为墨水材料发挥着至关重要的作用。它不仅能够赋予打印结构类似软组织的特性，使其更贴合人体的生理环境，还可以负载活细胞，让研究人员能够精确控制水凝胶的结构以及细胞的分布情况，进而构建出高度复杂的生物结构。2019 年，以色列特拉维夫大学科研团队成功打印出了首颗具有细胞、血管和腔室的"迷你心脏"[5]。这颗"迷你心脏"的诞生堪称生物医学工程的重大突破。在制作过程中，研究团队使用了由患者自身细胞诱导而来的多能干细胞和水凝胶作为墨水材料。由于使用的是患者自身的细胞，极大地避免了免疫排斥问题，为后续的移植应用提供了更高的安全性和可行性。同时，该团队还在打印过程中成功实现了血管结构的构建，这一成果为未来打印全尺寸功能性人类心脏奠定了坚实的基础。同样是在 2019 年，美国卡内基梅隆大学开发了一种名为"FRESH"的创新 3D 打印技术，并利用这一技术，

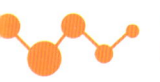 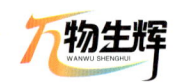

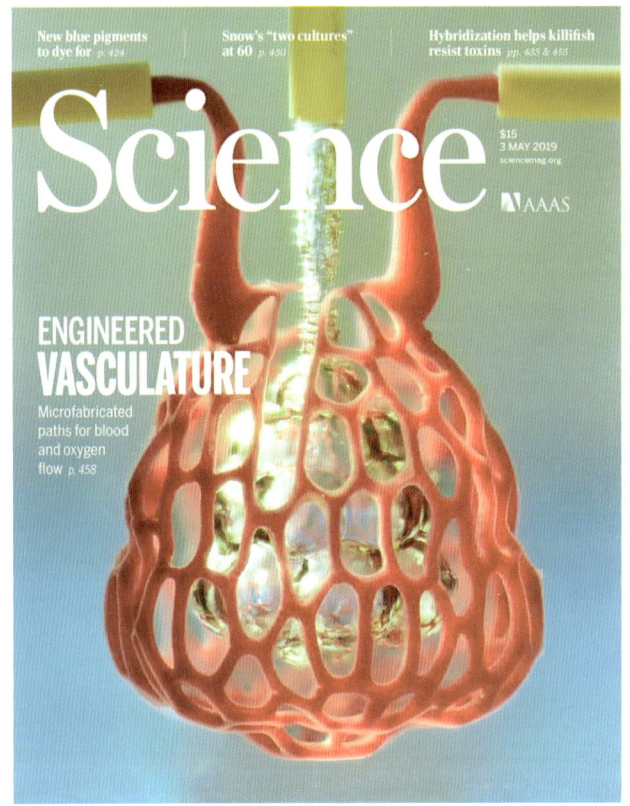

3D 打印会"呼吸"的肺

使用水凝胶成功打印出了具有复杂结构的全尺寸人类心脏模型[6]。这一成果进一步展示了 3D 打印技术在生物医学领域的巨大潜力,为心脏疾病的研究和治疗提供了更为精准的模型支持。

在肺组织工程领域,3D 打印人造肺面临着诸多严峻挑战。肺组织内部结构极为复杂,不仅有丰富的气管,还有环绕的血管,其中最小的血管直径仅有 300 微米。因此,要实现 3D 打印人造肺,需要解决一系列关键难题。例如,如何精准模拟肺功能,实现氧气的自由交换;如何确保打印出的血管能够有效地为组织输送氧气;以及如何兼顾多种不同的管道系统,使其协同工作。2019 年，美国莱斯大学针对这些难题开展了深入研究。该校利用数字光处理 3D 打印技术，以水凝胶作为生物墨水，成功构建了一个具有复杂血管网络的"会呼吸的肺"模型[7]。研究人员在 3D 打印的水凝胶内部，通过预留孔洞的巧妙形式，搭建起了一个缠绕的血管模型以及肺泡结构。在这个精心构建的肺泡结构中，能够实现血液流动过程中红细胞的氧气交换。

水凝胶的临床转化与未来展望

水凝胶因其特性而备受研究人员的青睐，成为研究的热点领域。据统计，近年来全球每年发表的水凝胶相关研究论文近 3 万篇，其中美国专利约 2 万项，中国专利约 1 万项，显示出该领域蓬勃发展的态势。然而，尽管研究热度持续高涨，水凝胶在医疗卫生领域的实际应用仍面临诸多挑战。

从市场应用来看，水凝胶产品主要分为消费品和医疗产品两大类。在消费品领域，水凝胶广泛应用于纸尿裤、卫生用品以及面膜、眼膜等美容产品；在医疗领域，则主要用于隐形眼镜、退热贴等 II 类医疗器械，以及创面敷料等 II 类或 III 类医疗器械。值得注意的是，这些产品大多局限于体表应用，且功能相对单一。截至目前，美国食品药品监督管理局（FDA）批准的水凝胶植入医疗器械不足 10 例，反映出水凝胶临床转化存在显著瓶颈。

造成这种巨大落差的主要原因在于传统水凝胶的机械性能与人体软组织之间存在显著差异。以我们熟悉的豆腐为例，其质地柔软脆弱，在外力作用下容易破碎，韧性较差。传统水凝胶的强度通常处于千帕级别，韧性低于 100 焦耳每立方米，而人体软组织却能承受高达 10 兆帕的压力，韧性超过 1000 焦耳每立方米。这种力学性能的差距使得传统水凝胶难以满足体内应用对材料结构稳定性和组织整合性的严格要求。针对水凝胶力学性能不足的问题，科研界进行了长期探索。近十多年来，通过构建双网络、水凝胶结晶和盐析等策略，使水凝胶的机械性能得到了显著提升。然而，这些改进往往以牺牲生物安全性和加工性为代价。例如，双网络水凝胶的构建过程需要引入复杂的小分子单体，存在较高的生物安全风险；同时，这些提升机械性能的策略往往制备周期长、能耗高，缺乏大规模加工的可行性。更重要的是，现有水凝胶技术难以实现水凝胶与细胞的原位成型，这严重制约了其在组织工程和再生医学中的应用。

为应对上述挑战，我们团队经过十余年的潜心研究，开创性地开发了一种新型水凝胶技术[8]。该技术的核心在于利用特定波长的光照射，使水凝胶骨架中的光敏基团 A 快速转变为 B，进而交联水凝胶骨架中的另一种活性基团 C，同时形成仿生微结构，实现水凝胶的秒级成型加工。这种创新技术使水凝胶的强度达到 15 兆帕，韧性高达 138 焦耳每立方米，媲美蜘蛛丝；耐疲劳拉伸可达 5 万次，超越了医用橡胶的性能。此外，水凝胶中的活性基团能够与组织表面的大量氨基官能团结合，实现组织粘附，无需额外固定[9]。这种力学性能的突破、可加工性和自粘附性的完美结合，成功突破了传统水凝胶在力学性能、加工周期和组织整合能力等方面的转化瓶颈。

基于这一技术突破，我们首次将水凝胶应用于创面封闭、止血和促修复领域。截至目前，该水凝胶技术已完成 300 多例临床试验，未发现因材料问题导致的安全隐患。多中心临床试验结果表明，该水凝胶相比现有技术具有更优异的修复效果。2023 年 8 月，这项基于原创光偶联水凝胶技术的产品获得国家药品监督管理局医疗器械技术审评中心批准，进入国家创新医疗器械特别审查通道。同时，该技术获得了《自然-材料》期刊的置顶推荐，并受到中国科技报、人民日报、英国《每日邮报》等多家主流媒体的报道。

结语

"水者，何也？万物之本原也。"水是万物的本根和生命的起源。人体约 30% 由硬组织（如骨骼和牙齿）构成，而以皮肤、肌肉和脏器为代表的软组织则占据了我们身体的 70%。在软组织中，水的含量尤为丰富，在部分器官中甚至可高于 80%。所以说"人是水做的"毫不夸张。

水凝胶作为一种和人体软组织高度相似的新型生物材料，在组织工程和再生医学中迸发出了巨大的潜力，同时也带来了新的挑战。我们相信，通过技术的革新和多学科交叉合作，水凝胶将深刻改变人类对生命和健康的认知，同时也有望在未来实现更多的临床应用，为软组织修复、器官再生和个性化医疗等领域带来革命性的变革。

参考文献

[1]Zhang Y S, Khademhosseini A. Advances in engineering hydrogels[J]. Science, 2017, 356(6337): eaaf3627.

[2]Seliktar D. Designing cell-compatible hydrogels for biomedical applications [J]. Science, 2012, 336(6085): 1124-8.

[3]Sadtler K, Singh A, Wolf M T, et al. Design, clinical translation and immunological response of biomaterials in regenerative medicine[J]. Nature Reviews Materials, 2016, 1(7): 1-17.

[4]Huebsch N, Arany P R, Mao A S, et al. Harnessing traction-mediated manipulation of the cell/matrix interface to control stem-cell fate[J]. Nature materials, 2010, 9(6): 518-526.

[5]Noor N, Shapira A, Edri R, et al. 3D printing of personalized thick and perfusable cardiac patches and hearts [J]. Advanced Science, 2019, 6(11): 1900344.

[6]Lee A, Hudson A R, Shiwarski D J, et al. 3D bioprinting of collagen to rebuild components of the human heart [J]. Science, 2019, 365(6452): 482-487.

[7]Grigoryan B, Paulsen S J, Corbett D C, et al. Multivascular networks and functional intravascular topologies within biocompatible hydrogels [J]. Science, 2019, 364(6439): 458-464.

[8]Bao B, Zeng Q, Li K, et al. Rapid fabrication of physically robust hydrogels [J]. Nature Materials, 2023, 22(10): 1253-1260.

[9]Yang Y, Zhang J, Liu Z, et al. Tissue-integratable and biocompatible photogelation by the imine crosslinking reaction [J]. Adv Mater, 2016, 28(14): 2724-2730.

软骨类器官：关节炎患者的福音

耿振 苏佳灿

耿振

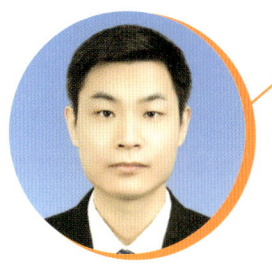

上海大学转化医学研究院副研究员，博士研究生导师，美国加州大学洛杉矶分校（UCLA）访问学者。聚焦关节炎不同阶段所面临的临床问题，从事关于骨 - 软骨再生修复机制、类器官和生物医用材料研发工作。以一作 / 通讯在《国家科学评论》（National Science Review）等期刊发表 SCI 论文 50 余篇，担任《生物材料转化》（Biomaterials Translational）等期刊青年编委，主编 / 参编中英文专著 6 部，主持科技部重点研发计划课题、国家自然科学基金面上项目和青年项目等。

苏佳灿

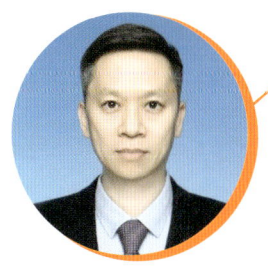

上海大学转化医学研究院院长，上海交通大学医学院附属新华医院骨科主任、教授，博士研究生导师，国家重大人才工程特聘教授，骨科主任医师。国家重点研发计划重点专项首席科学家，军委科技委重点专项首席科学家，《类器官研究》（Organoid Research）杂志主编，《生物材料转化》（Biomaterials Translational）杂志执行主编。获国家科技进步奖二等奖 1 项，教育部科技进步奖二等奖 1 项，军队医疗成果二等奖 2 项，上海市医学科技二等奖 1 项等。发表 SCI 论文 170 余篇，授权发明专利 35 项，发表骨衰老领域专家共识 10 部，主编国内首部《老年病学—骨科学》著作。

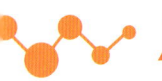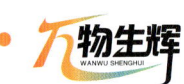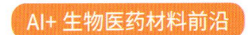

引言

关节炎，是一种以软骨损伤退变为主要特征的关节疾病，不仅给患者带来长期的疼痛与不便，还因其高发病率、高致残率和高增长率而给社会造成沉重的负担。尽管临床上已广泛应用药物与手术来治疗关节炎，但这些方法仍存在诸多缺点。

类器官，是通过体外细胞培养形成的"微组织"，能够模拟真实器官的关键特性、复杂结构及特定功能。借助软骨类器官，科学家们不仅可以将其直接放到体内修复关节软骨损伤，还可以用其探索关节疾病的发病机制并进行药物筛选，为关节炎的治疗开辟新的可能。

随着类器官技术的持续进步与完善，我们有理由相信，这一前沿的再生医学技术将有望为关节炎患者带来实质性的福音。通过精准地模拟与修复软骨组织，帮助患者恢复关节的正常功能，减轻病痛，提高他们的生活质量，减轻社会的医疗负担。

认识我们的关节

谈到关节，想必大家都不陌生。可以毫不夸张地讲，我们日常生活中每个肢体动作都是由关节主导完成的，如运动、吃饭、刷手机等，我们之

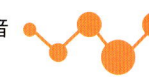

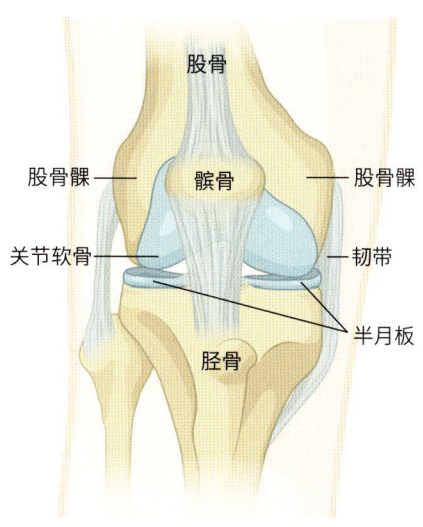

膝关节的结构

所以能够活动自如，主要是因为有关节的存在。上图是膝关节的结构图，可以看出，关节具有复杂的组织结构，由骨头、韧带、半月板、关节软骨等组成。其中，关节软骨作为关节活动的摩擦面，提供着力学支撑、润滑和缓冲作用，扮演了重要的角色。因此，关节软骨如果发生破坏，我们的活动将会受到很大的限制。

关节炎——不死的癌症

关节炎泛指发生在人体关节及其周围组织的关节疾病，以关节软骨损伤退变为主要特征，通常由炎症、感染、退化、创伤或其他因素引起，与年龄、肥胖等呈正相关。关节炎有着很高的发病率，60岁以上人群患病率超过50%，80岁以上人群几乎人人都有关节疾病。同时，关节炎有着很高的致残率，每3名女性患者或者每5名男性患者中就会有1例残疾，极大

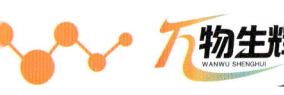

地影响了患者的生活质量。此外,随着社会老龄化以及肥胖率的加剧,关节炎在未来的几十年还具有高增长率。目前,我国关节炎患者已接近1.5亿,预测到2050年将超过2.5亿患者,这给社会带来巨大的经济负担。因此,治疗关节炎具有重大的社会意义。

把关节炎按照软骨退变程度来划分的话,可以粗略划分为3个阶段:关节炎早期、中期和晚期。对于健康的关节,软骨具有一定的厚度,表面非常光滑,这是维系其力学支撑、缓冲、润滑作用的保障。关节炎早期,软骨发生了少量退变,其厚度会减少,同时表面也会变得粗糙;关节炎中期,软骨发生了大量退变,厚度继续减少,同时伴有大块软骨丢失和骨刺生成;到了关节炎晚期,软骨发生严重退变和大面积丢失,同时伴有大量骨刺生成。

目前,针对关节炎不同的阶段,有相应的临床治疗手段,但都存在局限性。在关节炎早期阶段,主要是靠药物治疗,最常见的是一些消炎镇痛药,来缓解患者的疼痛不适,但药物治疗治标不治本,并不能缓解关节软骨的磨损;同时,长期服用药物会对药物产生依赖性,一旦停药会出现戒断症状和不适,以致需要不断地使用药物以维持正常生活;此外,我们都知道"是药三分毒",长期服用药物会对身体其他器官产生毒副作用。干细胞疗法是近年来一种新的治疗技术,它是将健康的干细胞移植到患者体内,来修复受损细胞和软骨组织,但目前这种方法仍不成熟,存在免疫排斥和致瘤风险。在关节炎中期阶段,主要是通过手术修复软骨受损部位,如自体软骨移植术和微骨折术。自体软骨移植术是通过将患者身体其他部位的软骨取下来,移植到受损的软骨区域,以达到修复软骨缺损的目的,很明显这是一种拆东墙补西墙的做法,不但来源非常有限,还需要二次手术。另外一种常见的手段是微骨折术,它是利用关节镜将软骨受损部位移除,露出软骨下面的骨头,然后在骨头上钻细小的洞,让骨头里面涌出来的骨髓细胞和血液凝结，形成新的软骨组织，来代替软骨的功能。但这种新生的软骨组织与健康的软骨不一样，它是一种纤维化的软骨，不但表面粗糙，而且弹性也没有健康软骨好，所以，微骨折术的长期疗效并不理想。在关节炎晚期阶段，软骨磨损非常严重且很难修复，患者因痛无法行走，这个时候只能进行关节置换手术，也就是我们常说的"换关节"。虽然关节置换术已经是很成熟的手术，一般患者术后一周可以正常行走，但关节假体的寿命有限，通常是15~20年，之后需要复杂的二次翻修手术，与初次置换相比，二次翻修手术难度更大、风险更高，且易引发多种并发症。同时，关节假体毕竟不是我们人体自身的组织，放到体内后，会有异物感。因此，"保膝保髋"已成为关节炎治疗的趋势。

正是由于关节炎没有理想的治疗方法，一旦发病便像癌症一样终身跟着我们，虽然不致死，但严重影响我们的生活质量，所以我们给它一个形象的称呼，叫做"不死的癌症"。

类器官：开启再生医学新世界

类器官（organoids）是指利用细胞进行体外三维培养而形成的具有一定空间结构的组织类似物[1]。尽管类器官并不是真正意义上的器官，但它可以在结构和功能上模拟真实器官，最大程度地模拟体内组织结构及功能并能够长期稳定培养。细胞经过增殖、分化、组装而形成微小的组织，即类器官。其中，细胞可以是自发的组装，也可以是借助外部人为干预，如3D生物打印等实现组装。

相比于传统的二维细胞培养，类器官具有更接近生理细胞的组成和行为、更稳定的基因组等优势。而与动物模型相比，类器官模型的操作更简单，

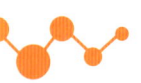 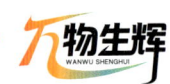

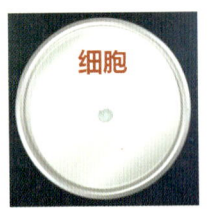  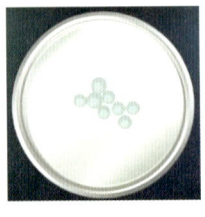 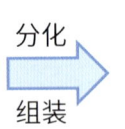 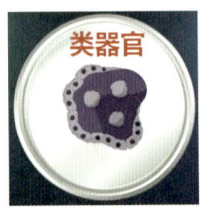

类器官培育过程示意图

还能用于研究疾病发生和发展等机理。由于具有结构仿真和功能仿真的特点，类器官可以模拟体内代谢过程，促进组织再生修复，有望开启再生医学的新世界。鉴于此，2013 年，"类器官"被《科学》（$Science$）杂志评为年度十大技术。

软骨类器官造福关节炎患者

由于类器官可以在结构和功能上模拟真实器官，因此，它在医学研究与临床转化领域具有广阔的应用前景。

动物替代。目前，每年有数以亿计的实验动物用于科研，这不仅是巨大的浪费，同时也存在着人道主义争议。如果有种技术可以取代动物实验，让这些小白鼠、猴子免遭牺牲，那一定是皆大欢喜的事情。类器官，无疑提供了这种可能。当栩栩如生的类器官在体外被构建，我们可以直接用其模拟真实的器官，无需再借助动物的活体器官。

药物筛选。临床药物研发是一个周期长、成本高、准度低的工作，因为它需要经过长期的细胞实验、动物实验，最后再到临床试验，至少经历数年甚至数十年的过程，然而，令人沮丧的是 90% 以上的药物由于无法通过临床试验而宣告失败，导致前期大量的投入功亏一篑。这是因为我们人

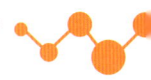

和动物是不同的物种，很多药在动物身上效果很好，但是最后用到患者身上却没什么效果。假如我们采集患者的细胞，在体外构建关节炎软骨类器官，那么它可以跳过细胞和动物实验，直接用于药物的筛选，大大缩短了研发周期。此外，由于是人源细胞，不存在物种差异，类器官筛选药物的准确度也将会大大提高。

疾病模型。通过特定的培养条件和诱导方法，可以在类器官中再现疾病的特征，如细胞增殖、凋亡、分化等。这些特征使得类器官成为研究疾病模型的重要工具，有助于揭示疾病的发病机制和寻找有效的治疗方法。比如，在体外构建关节炎软骨类器官，我们可以更准确地监测关节炎是如何发生发展的，进而针对关节炎不同发病阶段制定更有效的治疗策略。

软骨修复。软骨修复一直面临研究瓶颈，除了前面提到的自体软骨移植和微骨折术，当下针对软骨修复研究最多的是软骨修复材料，即通过研发新材料填充到软骨缺损部位，实现软骨再生修复。但目前利用材料修复软骨的过程，往往要经历"细胞募集—细胞增殖—细胞分化—基质分泌"等过程，修复过程非常慢，也非常难，并且新生的软骨与健康软骨有很大差异，无法胜任健康软骨的功能。如果能跳过这些冗长的过程，实现跨阶段修复，将大大缩短修复周期。类器官由于本身已经是细胞增殖、分化聚集而成的微组织，所以，将其移植到组织缺损部位，有望实现跨阶段修复。我们团队近期通过3D细胞培养技术，将干细胞与自主研发的DNA-丝素蛋白水凝胶共培养，获得了软骨类器官。将该类器官移植到大鼠关节软骨缺损部位后，10周（对照组需12周）便实现了关节软骨缺损的良好再生修复[2]。

综上，借助软骨类器官，可以让我们更深入地了解关节炎的发病机制，更节省、更快速、更准确地进行药物筛选，更高效地实现关节软骨缺损的修复，造福广大的关节炎患者。

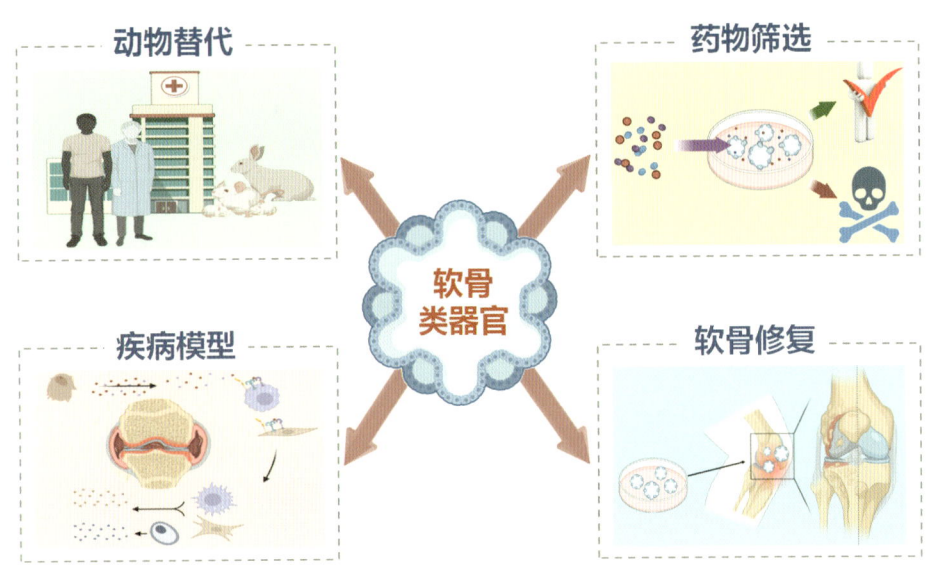

软骨类器官的应用

类器官面临的挑战

类器官技术正处于技术爆发和科研成果井喷的阶段,具有很大的行业发展前景,但也面临着较大的挑战。

多细胞共培养问题。我们人体的各个器官都是由多种细胞组成的,这些细胞和谐相处、共同维系着器官的正常功能,一旦某种细胞发生病变或缺失将造成器官功能的紊乱。因此,成熟的类器官一定是多种细胞的组合体。但是,与体内环境不同,体外细胞培养是建立在特定的培养基和生长因子的前提下,因此,培养不同细胞所需的培养基和生长因子各有差异。目前,单种细胞的培养已经较为成熟,基于单种细胞的类器官培养也是当下的研究主流;两种细胞的共培养需筛选出兼容两种细胞的培养条件,近

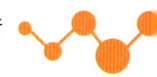

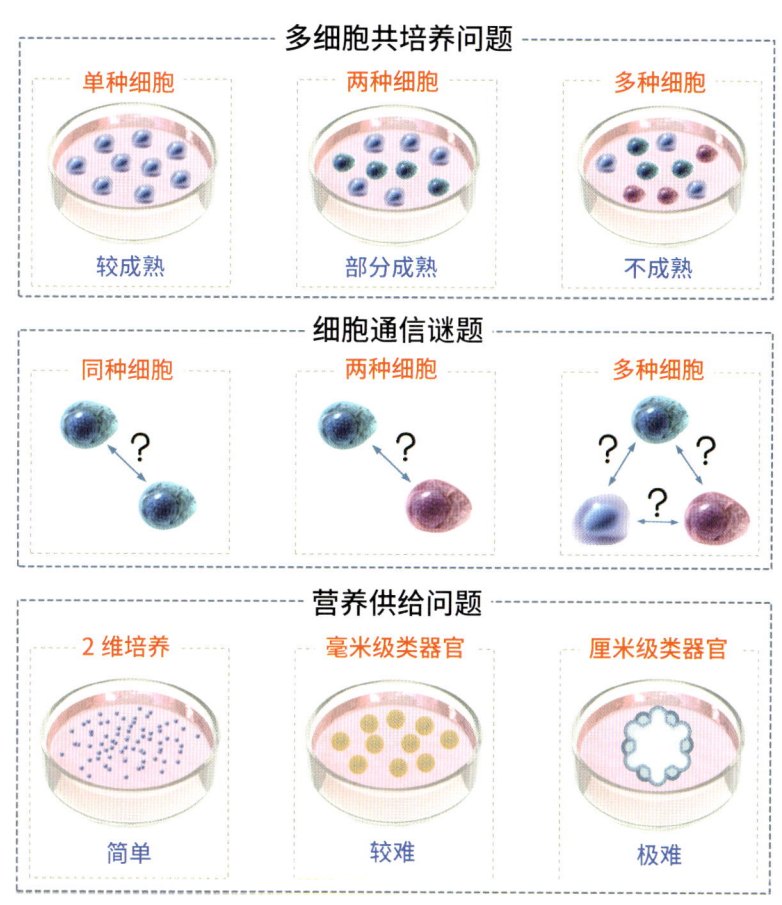

类器官面临的挑战

年来也获得了长足的进展,两种细胞组合的类器官也相继问世;对于多种细胞共培养,难度进一步升级,需探索适合多种细胞生长发育的培养条件,也只有克服多细胞共培养问题,才能构建出成熟的类器官。

细胞通信谜题。每个人的成长都离不开周围人的影响,人与人之间的交流是我们成长过程中重要的一环。对于细胞,亦是如此。细胞通信是指一个细胞发出的信息传递到另一个细胞产生的反应。很显然,细胞通信是影响细胞生长的重要环节。因此,只有将细胞之间的通信谜题解开,比如

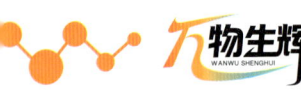 

同种细胞是如何通信交流,不同细胞又是如何通信交流,多种细胞之间如何相互交流并影响彼此等,才能指导我们在构建类器官的路上更进一步。

营养供给问题。我们体内的细胞无时无刻不在进行着新陈代谢,这需要源源不断的营养供给,比如我们呼吸的氧气通过肺经血管运送给细胞,我们吃的食物通过消化吸收经血管转运到全身各处,可见,血管是我们人体内的"交通警察"。如果没有血管的存在,可想而知,细胞会被活活"饿死"。类器官的培养同样面临营养供给的问题。对于普通的二维细胞培养,由于所有细胞均直接与培养环境接触,因此,营养供给非常简单,只需要按时更新培养物质,保证细胞"不断粮"即可。但对于类器官而言,由于是三维培养,尺寸如果达到毫米级甚至厘米级,类器官内部的细胞往往由于外部细胞的隔离得不到营养物质的滋养而死亡。因此,为了实现大尺寸的类器官构建,首要解决的便是营养供给问题。目前,针对该问题,类器官的血管化构建已成为热点之一[3]。

此外,类器官还面临诸如细胞诱导技术、神经系统和免疫系统构建等难题。只有将上述问题解决之后,才有希望构建出理想的类器官,实现真实器官结构和功能的仿真乃至替代。

结语

人类社会的进步,带来了各行业显著的变革与提升。我们的交通方式经历了人力时代、蒸汽时代、电力时代,目前已处于信息时代的高速发展阶段。随着科技的进步,传统实验方式正面临诸多挑战。早在 2022 年 9 月 29 日,美国参议院通过了 FDA 现代化法案 2.0(S.5002),其中强调"取消生物仿制药的动物试验要求,用基于人类生物学的 21 世纪方法取代动物实验"。这意味着传统的"细胞实验–动物实验"再生医学研究模式，将面临更迭，取而代之的是"类器官"这一新的研究范式，类器官是医学发展的必经之路。

实现类器官的高阶研究，需要新武器的加持。首先，在理论方面，我们团队的首席科学家刘昌胜院士，于2017年在《化学评论》（*Chemical Reviews*）首次提出了材料生物学（Materiobiology）理论，该理论旨在聚焦生物材料在介导生命活动中的作用规律，探究材料的细胞响应、组织形成、免疫特征、微环境调控等行为，认清活性分子、材料特性、力学刺激等产生的特定生物学效应，在细胞、组织、器官及整个生物体等不同层面揭示材料特征对其生物学功能的影响及其调控规律，建立材料特性与生物功能的关联性，这为材料的设计和新功能挖掘提供了理论支持[4]。其次，在技术层面，人工智能技术是目前最火的技术，借助人工智能大数据分析，不但可以辅助我们做出筛选和决策，提高我们的研发速度，随着海量数据的挖掘，它还可以帮助我们提升研发的准确率。基于上海大学"自强5000"超级计算平台构建，依托千卡GPU加速卡等算力，经过数万层数据标注和上千小时训练，我们团队发布了全球首个专注于类器官研究的垂直大模型——Organoids-GPT（O-GPT，http://great.shu.edu.cn:2335）。O-GPT的发布，实现了类器官领域问题的解答，填补了类器官领域在垂直大模型应用中的空白，为研究人员提供了智能化的知识支持和高效的研究工具。我们提出关于软骨类器官的研究愿景：基于材料生物学理论，结合人工智能技术，突破软骨类器官构建瓶颈，分阶段实现生理型（1.0 神似）、病理型（2.0 类似）、结构型（3.0 形似）、复合型（4.0 相似）和应用型（5.0 胜似），系统性地揭示软骨疾病新机制，突破软骨类器官快速制备与应用转化的局限。古有女娲补天，随着类器官技术的突破发展，不久的将来，我们相信

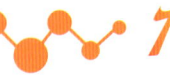 AI+ 生物医药材料前沿

 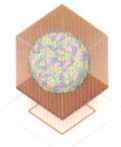 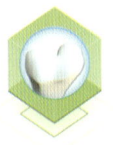 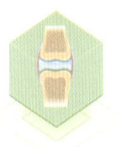 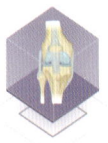

1.0生理型-神似	2.0病理型-类似	3.0结构型-形似	4.0复合型-相似	5.0应用型-胜似
内涵是软骨，具备功能	复刻软骨疾病模型	外观是软骨，神形兼备	组织集成，系统研究	又快又好，快速制备

软骨类器官研究愿景

人体的各个器官都将有望实现体外的完美复刻。届时，类器官 4S 店会像汽车 4S 店一样随处可见，如同装修汽车零部件一样，人们如果受伤或者器官衰竭，只需到类器官 4S 店更换相应的类器官即可恢复如初。

我们坚信类器官必将开启再生医学的奇迹之门！

问答

1. 软骨类器官研究到了什么阶段，预计什么时候可以用到人体？

从 2009 年发表第一个类器官（肠道类器官）的研究报道至今仅有十几年，类器官的研究还处于起步阶段。目前，离临床转化最近的是肿瘤类器官，因为肿瘤类器官主要是用来药物筛选。其流程是将病人体内的肿瘤细胞提取出来之后，在体外经过培养构建成肿瘤类器官，然后直接进行药物筛选。但是其他的类器官，如软骨类器官、骨类器官，它们是属于硬组织，特别是骨，在体外培养的时间更长，也更困难。所以，现在关于软骨和骨类器官的研究，并不是很成熟，只实现了部分功能的复刻，距离真正的组织还相差较远。但是现在科技发展很快，国家对类器官的研究也越来越重视，相信在 10 年之后，软骨类器官就可以用到人体。

2. 每个器官有其特殊的结构，如关节盘是两边厚中间薄的结构，怎样调控类器官的结构？

调控类器官的结构，可以有两种策略。第一种策略：单纯地去构造每一个零部件，然后拼接起来。比如双层结构的类器官，可以先构建上层，再去构建下层，最后把两层叠加起来，这是一种零部件式的组装模式，但是怎么将这两个类器官很好地整合到一块，也是值得思考的问题；第二种策略：直接构建。我们团队目前是利用3D生物打印的技术，以关节盘为例，可以打印一个两边厚中间薄的材料，利用3D生物打印将细胞一同打印到材料中，一起体外培养，但这样需要解决多细胞共培养的问题。

参考文献

[1]Lancaster M A, Knoblich J A. Organogenesis in a dish: Modeling development and disease using organoid technologies[J]. Science, 2014, 345: 1247125.

[2]Shen C Y, Wang J, Li G F, et al. Boosting cartilage repair with silk fibroin-DNA hydrogel-based cartilage organoid precursor[J]. Bioactive Materials, 2024, 35: 429.

[3]Wimmer R A , Leopoldi A, Aichinger M, et al. Human blood vessel organoids as a model of diabetic vasculopathy[J]. Nature, 2019, 565: 505.

[4]Li YL, Xiao Y, Liu CS. The horizon of materiobiology: A perspective on material-guided cell behaviors and tissue engineering[J]. Chemical Reviews, 2017, 117: 4376.

关爱口腔健康：精彩从"齿"开始

蒋欣泉 林思涵

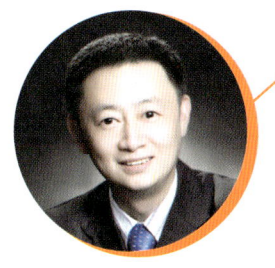

蒋欣泉

现任上海市口腔医院·复旦大学附属口腔医院院长。系教育部"长江学者"特聘教授，国家杰出青年基金获得者，中组部万人计划领军人才，享受国务院政府特殊津贴。国际牙科研究会中国分会候任主席，中国首位国际口腔修复学会主席，中华口腔医学会第六届理事会副会长，口腔医学科研管理分会主任委员、口腔修复学专委会候任主委。长期从事口腔颌面组织再生与修复的研究转化与临床工作，主持国自然创新研究群体项目、国家重点研发计划等项目20余项，发表SCI收录第一/通讯论文172篇，获国家级教学成果奖二等奖，上海市科技进步奖一等奖，教育部高等学校科技进步奖一等奖，宝钢优秀教师特等奖，上海市卫生系统青年人才最高荣誉"银蛇奖"等奖等。

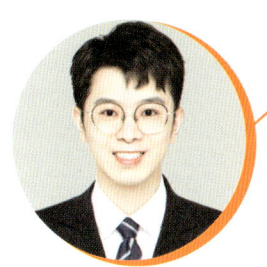

林思涵

上海交通大学口腔临床医学博士，上海交通大学医学院附属第九人民医院口腔修复科住院医师，近年聚焦于口腔颌面部组织缺损的再生与功能修复。在国际一流期刊发表论文10余篇，并致力于研究成果的转化，获授权专利7项，主持国家及省部级科研项目4项。

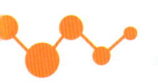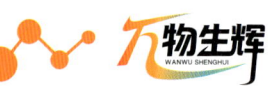 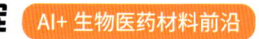

引言

  口腔颌面部是我们身体的门户，体验酸甜苦辣、表达自我、呼吸空气，都离不开口腔，它影响着我们生活的方方面面。同时，口腔颌面部发生疾病的概率也相当高。朋友们，你们是否也曾因牙痛而彻夜难眠？是否也为智齿发炎、口腔溃疡、牙龈流血等病痛所困扰呢？俗话说，"牙痛不是病，疼起来要人命"，这句话非常形象地描述了口腔疾病最常见的症状。然而这句话也存在着误区，口腔疾病是目前影响全球人类健康的主要疾病之一。2022年世界卫生组织（WHO）发布的《全球口腔健康状况报告》（Global Oral Health Status Report）显示，口腔疾病影响着全球约35亿人。恒牙龋齿（也就是"虫牙"）是全球患病率最高的疾病，约影响25亿人；重度牙周病是牙齿脱落的主要病因，据估计影响到全球10亿人。我国第四次全国口腔流行病学调查显示，成年人各年龄组的牙周健康率不足10%，65～75岁老年人恒牙患龋率高达98.0%、牙缺失率达81.7%。由此可见，我国居民的口腔健康状况不容乐观。同时，口腔健康也影响着全身健康，口腔内的细菌等微生物与心血管系统、呼吸系统、骨骼系统等疾病的发生都有关联[1]。

  口腔疾病就是这样一组几乎每天与你相伴，看似微小，但关系全身健康的疾病。保护人民口腔健康是实现健康中国的一场硬仗，而口腔医生就

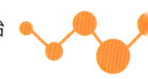

关爱口腔健康：精彩从"齿"开始

是站在这场健康防御战最前线的战士。他们的工作，开始于"齿"，但精彩却远远不止于"齿"。让我们一起走进口腔医学的前世今生，揭开它的神秘面纱吧！

中华文化中的口腔医学

口腔医学在我们的文化中留下了深深的印记。

从口腔相关的文字中就能看到前人对口腔医学的思考。"齿"与"牙"在甲骨文和金文中，表现出典型的"象形"特点，"齿"是一张张开的大口，大门牙依次排列；"牙"则描绘了上下牙齿相对咬合的形态，体现出前人对口腔生理解剖的细致观察；"龋"字就更为形象了。前面说过，"龋病"就是"虫牙"，"虫牙"便是古人们对龋病致病机理的认识——牙齿被虫啃坏啦，所以才会痛。体现在"龋"字的甲骨文上，你会发现，一条小虫挂在口腔的牙齿上，正往里钻呢。

口腔相关疾病也频繁出现在文人诗赋中。"一骑红尘妃子笑，无人知是荔枝来"的典故，大家都听说过，说的是唐玄宗宠妃杨玉环偏爱荔枝的故事。但荔枝虽味甜，贪吃是有可能造成龋病的。元代诗人宋元的《玉环病齿

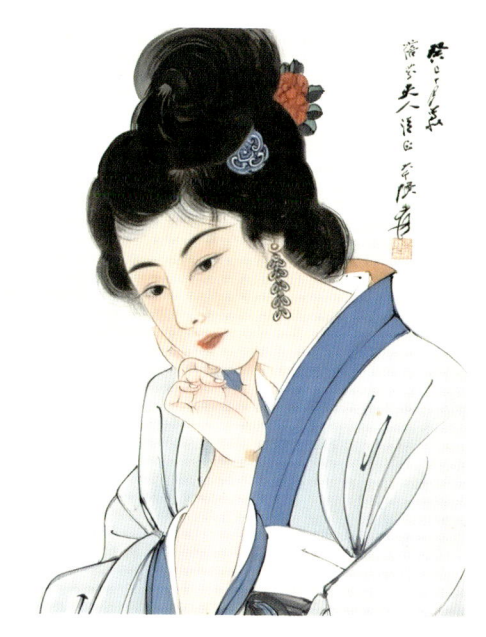

张大千《杨妃病齿图》

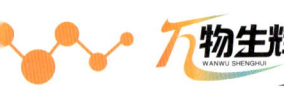

图》写道:"一点春寒入瓠犀,海棠花下独颦眉。内厨几日无宣唤,不问君王索荔枝。"意思是杨贵妃已经多日没有宣召内厨索要荔枝,可能是甜食吃多了得了龋病,痛得在海棠花下直皱眉头呢。后来张大千先生重绘了这一经典场景,复现了我见犹怜的"玉环病齿"场景。除了贵妃,诗人们也饱受牙痛折磨,如诗魔白居易的"头痛牙疼三日卧,妻看煎药婢来扶",宋代杨万里的"洗面凉已滋,漱齿痛仍逼",家祭无忘告乃翁的陆游更是资深龋病受害者,对牙疼的描述可谓入木三分,如"昨暮作尤剧,颊辅相钩联……恨不弃残骸,蜕去如蛇蝉。"牙疼俨然成了这些诗人除了仕途不顺外最恼人的麻烦之一了。

口腔医学简史

"民以食为天",对食物的追求贯穿人类社会发展。口腔是完成摄食行为的关键器官,口腔疾病也伴随着人类漫长的饮食文化。困扰我们的主要口腔疾病,如虫牙、牙周病,早就让人类的老祖宗们吃尽苦头。比如,在距今320万年前的南方古猿化石上就发现了明显的虫牙痕迹,即使远隔百万年,我们也能想象到他们被牙疼折磨的场景。无独有偶,在距今65万年的陕西蓝田人的下颌骨化石上,清晰可见牙周病导致的牙槽骨萎缩症状。

有疾病就有治疗的需求,千年前的古印度、古巴比伦、古埃及以及中国,都有关于通过工具钻开牙齿,取出"蚜虫",从而缓解牙痛的记载。虽然现在看来,祖先对牙病的认识不免有些"荒唐",但这些早期牙科治疗实践的背后仍有一定的理论支撑,与当代的根管治疗有异曲同工之妙。钻开牙齿可释放牙髓腔内的压力,是缓解牙痛症状的有效手段,牙医学就在这

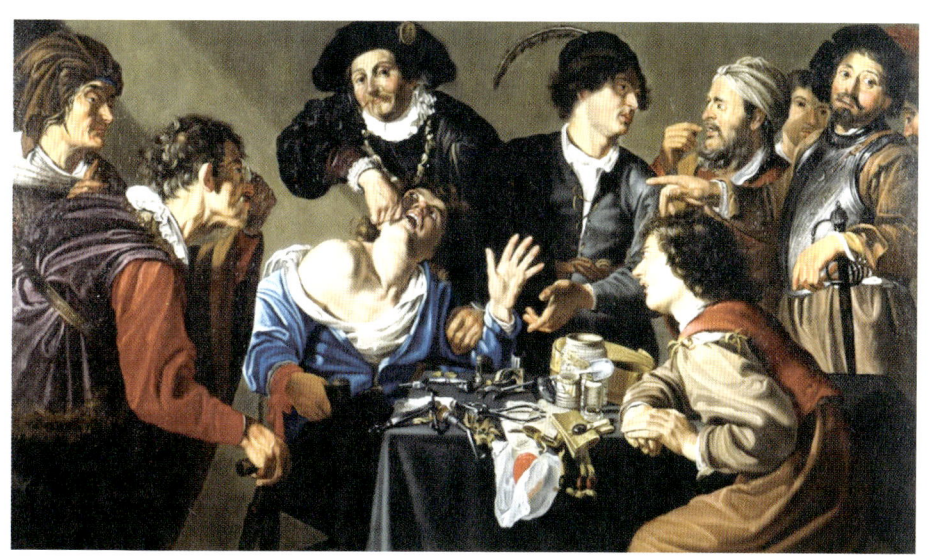

《庸医拔牙人》，由比利时画家特奥多尔·隆鲍茨（Theodoor Rombouts）创作，描绘了早期欧洲游医拔牙场景，现收藏于西班牙马德里普拉多博物馆

些不断的实践中慢慢形成的。牙医学的启蒙开始于中世纪，早期的牙医大多没有掌握系统的理论知识，是单纯凭经验行医的"游医"。他们更多的是"匠人"而非医生，故此期也成为牙医学发展的"牙匠期"。牙匠们的治疗方法简单粗暴，由于缺少麻醉，使得牙科手术成为如"酷刑"般折磨人的体验，就像画家记录的场景一样。当时，完成一场拔牙手术需要多名助手协助，"稳固好"病人，以防止病人因疼痛而"逃跑"，可能大家对牙科治疗的恐惧，是刻在基因里流传下来的哩。

经过前人不断地探索和奉献终于在18世纪结出硕果，牙医学迎来了革命性的变化。法国人皮尔·弗查德（Pierre Fauchard）将牙医学相关的主要资料进行归纳和总结，于1728年出版了世界上第一本牙科学专著《外科－牙科学》（*Le Chirurgien Dentiste*），首次将牙科从外科学中独立出来成为专业性科学，标志着牙医学的确立。1840年，世界上第一所牙医学校——

巴尔的摩牙学院（Baltimore College of Dental Surgery）在美国马里兰州建立了。此后，牙医学逐渐规范化、学科化。到20世纪中期，牙医学的研究对象逐渐超过牙齿本身疾病的范围，扩展到了咀嚼器官和口颌系统。为适应牙医学内涵的扩大，20世纪50年代，我国和苏联等一些国家率先将牙医学改称为口腔医学，将牙医学系改称为口腔医学系。现在，口腔医学的发展呈现出多学科交叉、精准化、数智化、个性化的特点，以满足人民不断增长的口腔健康需求。

源远流长的中华口腔医学

我国口腔医学源远流长，多项口腔相关的发明都领先于世界。早在公元前16世纪的殷商时代的甲骨文当中，就有大量关于口腔疾病的占卜辞，如"贞疾齿不佳父乙"。"贞"，即贞人，是负责商王与上苍之间联络的神职人员，这条卜辞问的是，商王武丁的牙齿疾病是不是他的亡父乙作祟造成的，这是在最初巫医不分的时代对口腔疾病的原始"诊断"方式。先秦时期许多古籍，如《黄帝内经》都有口腔知识的记载。其中，黄帝内经对口腔的解剖结构、牙齿萌发等都有记载，同时也从经脉阴阳失调的角度解释了龋病、牙周病、口腔黏膜病、舌病等成因，更提出了使用针灸的方法治疗口腔疾病。东汉医圣张仲景著成的《口齿论》是我国第一部牙医学专著，其另一名作《金匮要略》还记载了使用砷剂失活牙髓来治疗牙痛的药方，比西方早了1700年。7世纪成书的《新修本草》里记载的银膏补牙法，与近代银汞补牙十分相近，而欧洲使用银汞合金补牙则要到19世纪。宋辽时期出现的植毛牙刷是目前世界上已知的最古老的牙刷，而类似的牙刷出现在欧洲则要等到18世纪。

大约在20世纪初，西式的牙医技术进入到中国。1917年，加拿大的林则博士（Ashley W. Lindsay）在四川建立了中国第一所牙医学院——华西协合大学牙学院（现为四川大学华西口腔医学院），随后各大院校相继设立牙医学院（系），如1935年成立的国立南京中央大学牙医专科学校（现为空军军医大学口腔医学院），1941年设立的国立北京大学医学院附属医院的齿科诊疗室（后发展成为北京大学口腔医学院）。上海也是中国口腔医学的发源地之一，司徒博先生从20世纪20年代开始，在上海先后建立了中国齿科医学专门学校、中国牙科医院夜校、上海牙医专门学校等。1932年成立的震旦大学牙医系是上海交通大学口腔医学院的前身，是我国最早的几所牙科院校之一。这些早期的牙医学院（系）开启了我国现代牙医学教育。上海市最早的公立口腔医疗机构是1946年成立的上海市立牙病中心防治所，现发展成为上海市口腔医院，建有全国最完整的口腔公共卫生三级防治网络，也是上海市口腔健康中心。

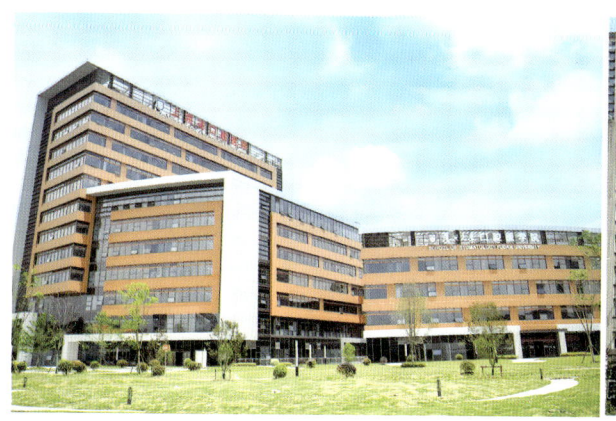

闵行院区

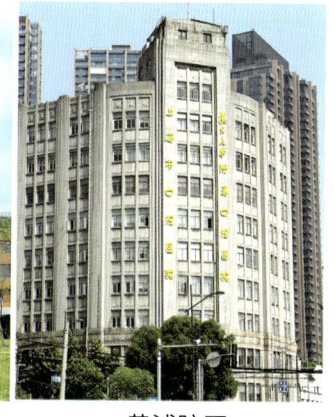

黄浦院区

上海市口腔医院（复旦大学附属口腔医院）

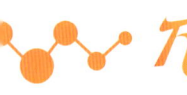
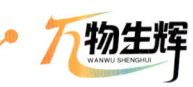

精彩始于"齿"而不止于"齿"

了解了口腔医学的"前世",我们再谈谈口腔医学的"今生"。如今的口腔医学,早已打破了最初的"牙科"范畴,研究的是口腔及颌面部疾病的诊断、治疗、预防等方面的基本知识和技能。具体来说,除了大家熟知的"镶牙""补牙""箍牙",还需要治疗和预防颌面部的肿瘤、外伤、先天性畸形等疾病。目前,口腔医学和临床医学在教育部的学科分类中是并列的一级学科。口腔医学下设了很多分支学科,如口腔颌面外科学、口腔修复学、口腔黏膜病学、牙体牙髓病学、牙周病学、口腔种植学、口腔正畸学、口腔病理学等,这些分支学科都有各自的研究方向。

当你看到这样一些情况,如摔倒、车祸导致面部外伤,嘴唇、舌头等处出现肿块,智齿发炎,张闭口听到异响,打哈欠下巴"掉下来"了,又或者是遇到唇腭裂的发育畸形等,你可以向口腔颌面外科医生来求助。

我们平常提到的牙痛则是牙体牙髓科的"主战场",当你发现牙齿上面有"黑洞",吃甜食或是冷热的食品时有持久的刺痛,或者是晚上牙痛得辗转反侧,这个时候就应该到牙体牙髓科去就诊。为了预防龋病,我们呼吁大家建立健康的饮食习惯,少吃甜食,少喝碳酸饮料,每天至少早晚各刷一次牙,每次刷牙时间 2~3 分钟,推荐使用"改良巴氏刷牙法",并进行定期的口腔检查。

口腔修复的医生则是"造假"高手,他们可以使用义齿,也就是俗称的假牙等,帮助恢复缺失的牙齿、畸形的牙齿、变色的牙齿,使你重获自信笑容。爷爷奶奶们常常因为牙齿全部脱落而无法好好享受美食,继而加速衰老,此时修复科的医生可以通过制作一副全口假牙来恢复咬合,帮助老人们重享美食的乐趣。精彩不止于"齿",在修复医生手里有着很好的体现。除了恢复缺失的牙齿,修复科医生还可以通过制作一种叫"赝复体"的装置恢复口腔颌面部的大面积缺损。这种患者多见于颌面部肿瘤术后,因肿瘤累及而切除了部分颌骨、面骨,留下骇人的缺口。赝复体通过模拟缺损的形状和外观,"填补"组织的空缺,尽可能恢复患者原有的生理结构和功能。随着3D打印技术发展,赝复体的制作越来越个性化、精准化,修复和仿真效果也是越来越好,为患者们带来福音。

口腔医生为何总建议你"洗牙"?因为口腔是有菌环境,每天进食后食物残渣残留在口腔更会滋生细菌,进而发展成为牙结石,导致牙龈出血、牙齿松动、口臭等问题。牙周病科致力于消灭牙石,清洁牙菌斑,对口腔进行深度的"保洁",恢复牙周组织健康,从而避免出现刷牙出血、牙齿松动脱落等问题。当然,还需要避免一个误区,"洗牙"并不是为了让你的牙更"白",它针对的是更加隐形的口腔卫生杀手——牙周致病菌。

"地包天""牙齿不齐""龅牙"等问题影响了颜值,使人不那么自信,口腔正畸可以通过各种矫正装置来调整颌面部骨、牙、肌肉等之间的协调性,达到口颌系统的平衡、稳定和美观,助力提升颜值。此外,对于有些因颌骨发育导致的颜值问题,单纯矫正牙齿可能并不能达到完美的效果,而口腔医生就束手无策了吗?当然不会。口腔正颌医生可以联合正畸医生,通过"手术+正畸"的方法联合矫正这类恼人的问题,尽全力助你重拾自信。

颌面部大块组织缺损的功能修复更加具有挑战性。随着再生医学的发展,颌面部组织缺损的修复从传统的切除、替代逐渐向组织再生发展。构建出具有功能的"活体组织器官"来恢复患者缺损的组织功能,是我们一直追求的目标。实现口腔颌面部组织的再生修复的过程类似于植树,先依赖组织工程技术,通过使用干细胞、诱导因子和生物材料,构建组织工程

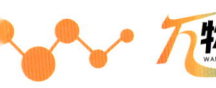

复合物[2]，再生出颌骨——这相当于为口腔组织再生培养土壤，然后再植入种植体这些"树苗"，待植体与骨结合稳固，"树苗"茁壮成长后，在植体上置入牙冠，最终恢复口腔的功能。要完全实现口腔颌面部组织的再生仍有很长的道路要走，这需要我们掌握牙齿和颌骨发育的奥秘，探索机体再生的原理，知其然并知其所以然。

结语

通过以上的叙述，想必大家也对口腔医学和口腔健康的重要性有了更多的认识。为了提高广大群众对口腔疾病预防和控制的认识，我国把每年的 9 月 20 日设置为"全国爱牙日"。每年的爱牙日前后，全国各大口腔医院和综合医院的口腔科会有"爱牙日"相关活动，比如义诊、口腔知识小课堂等，欢迎大家多多关注。让我们一起携手，共筑口腔健康的防线！

参考文献

[1] Peng X ,Cheng L, You Y, et al.Oral microbiota in human systematic diseases [J]. International Journal of Oral Science, 2022, 14(1): 14.

[2] Langer R, Vacanti J P. Tissue engineering [J]. Science, 1993, 260(5110): 920-926.

脂肪酸：人体的多元"能量密码"

朱焕乎

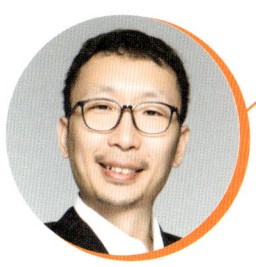

朱焕乎

上海科技大学生命科学与技术学院研究员、博士生导师。主要利用秀丽线虫为模型，研究在个体发育命运决定过程中起关键作用的营养因子，以及相关信号通路的分子细胞机制。作为通信作者（含共同）已在《发育细胞》（*Developmental Cell*）、《细胞报告》（*Cell Reports*）、《PLOS 生物学》（*PLOS Biology*）、《自然—通讯》（*Nature Communication*）、《基因与发育》（*Genes & Development*）等杂志发表多篇研究论文。

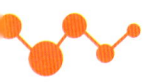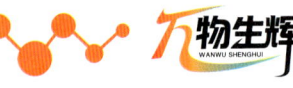

构成我们身体的基本单元

我们生长发育最关键的因素是什么？衰老又是如何进行的？导致疾病的主要因素有哪些？大脑如何学习和记忆？对于生物医学的研究者们而言，这些都是非常重要的任务。显然，这些任务非常有挑战性，因为人体是一个非常复杂精密的系统。

如果把人看作一台机器进行分拆，可以看到他由具有不同生理功能的八大系统构成（如消化、循环、生殖等系统），每个系统包括诸多组织器官（如消化系统里有食管、胃、小肠、肝脏等）。再进一步放大看，组织器官的基本单元是细胞。究其根本，细胞是由一些最基本的碳基分子构成，我们通常称之为生物大分子（biomacromolecules），包括脂质、核酸、碳水化合物（糖），以及蛋白质。例如大家熟知的脱氧核糖核酸（DNA）就是核酸的一种，也是人类等绝大多数生物基因的载体。而由DNA进一步转录翻译形成的蛋白质，对我们的生命活动极为重要。可以这么说，我们整个生命大致上可以看成一个类似由生物大分子"积木"搭成的乐园。有趣的是，尽管地球上的各种生物外形和生活习性大相径庭，但组成他们的积木单元，也就是这些生物大分子却存在着很多相似之处。这是为什么呢？

地球上所有生物，从细菌、真菌等低等生物，到简单的无脊椎动物，一直到高等的脊椎动物，都是由史前最原始的生命演化而来。在数十亿年

脂肪酸：人体的多元"能量密码"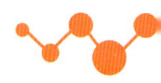

的演化过程中，构成其生命的主要元件（基因和蛋白质）在很大程度上依然存在着高度的相似性——生物学上我们称之为"保守性"。你可能很难想象，我们日常用于发酵面食及酿酒的一种常见单细胞微生物——酿酒酵母，居然大约有四成的基因和我们人类是亲戚。也就是说，这些酵母基因和我们人体内的对应基因来自同一祖先，并行使着类似的生物学功能。正是在大多数生命体的基因和蛋白质都很类似这一大前提下，生命科学领域的科学家们通过研究其他生物的基因和蛋白质功能，揭示了诸如细胞如何分裂和死亡，遗传信息如何传递，动物为何会存在昼夜节律，人体如何感知细菌的感染等一系列极为重要的生物学过程背后的奥秘，对我们的医学健康领域做出了巨大的贡献。

那么除了基因和蛋白质外，是否还存在跨物种的类似的生命"单元"供我们研究呢？大家也许会猜测，是否构成生物体的单元越是基础，其相似性就越高？如果是的话，那么构成生命的生物大分子——蛋白质、脂质、碳水化合物和核酸，是否也可以被进一步拆分成更基本的单元来供我们研究呢？

答案是肯定的。这些生物大分子，事实上是由它们的单体，也就是营养代谢小分子组成的。例如组成蛋白质最基本的单元就是20种氨基酸；脂质通常是由脂肪酸、甘油等一些小分子构成的，碳水化合物（如淀粉及纤维素等）是由单糖（如葡萄糖等）高聚形成，而构成遗传物质的脱氧核糖核酸（DNA），是由核苷酸高聚而成的。如果说生物大分子是积木的话，这些可能就是组成积木的"小积木"了。事实上，我们每天都在和这些营养代谢小分子打交道，其中一个很重要的方式，就是进食。我们通过进食的方式来分解生物大分子得到的营养代谢小分子，不仅为生长发育提供了所需的物质原料和能量，也在生命运转过程中扮演重要的指挥角色。

如上所述，基因或蛋白质这样的生物大分子在不同物种之间有着很高的相似性。有趣的是，这些营养代谢小分子在不同物种之间的相似度更高。例如我们刚才说过的酿酒酵母基因中有四成与人类相似，而作为构成酵母细胞的葡萄糖和氨基酸，和我们人体内的葡萄糖和氨基酸几乎完全一样。其次，这些营养代谢小分子在酿酒酵母和我们体内代谢的方式也极为相似。20世纪以来，很多杰出的生物学家通过用酿酒酵母等低等生物为模型，搞清楚了我们人体是怎么利用像葡萄糖这样的营养物质的，其中不少工作都获得了诺贝尔生理学/医学奖。最重要的一点是，我们每天不停地在进食。而作为食物的这些代谢小分子就通过这种方式成为我们身体的一部分，共同协助我们一起生长繁殖甚至演化，所以整个碳基生命的过程就是我们和代谢小分子共同成长的过程。

简而言之，我们之所以通过研究其他生物的基因来了解人体运作的机制，是因为基因是构成几乎所有生命的基本单元，而不同物种的基因在漫长的演化过程中依然保持着一定的相似性。与之相比，代谢小分子在不同物种间看起来更相似也更重要。因此，一些代谢小分子如氨基酸、葡萄糖等，是目前代谢科学中的热门研究对象。这里我们详细介绍一下"口碑似乎不太好"的脂肪酸分子。

种类繁多的脂肪酸分子

与构成其他三种生物大分子的单元相比，作为构成脂质基本单元的脂肪酸很特殊。比如说核酸，无论是核糖核酸（RNA）还是脱氧核糖核酸（DNA），构成他们的单元（即核苷酸）通常只有4种（A、U/T、C、G）。这4种单元按一定顺序排列组合，最后就形成了编码遗传信息的基因。构成碳水化合物的常见单糖不过 8～10 种。构成蛋白质的氨基酸虽较多，通常也就 20 多种。总的来说，这些基本单元的种类很少。这实际上是一件很容易理解的事——在漫长演化的过程中，自然界利用了这些简洁的单元，构建出一个个复杂的生物体系，充分体现了"简单就是美"的自然法则。然而脂质是一个例外，构成脂质最基本单元的脂肪酸种类非常多，常见脂肪酸可能就有几十到上百种，不常见的脂肪酸就更多了。

为什么脂肪酸的组成这么复杂呢？要搞清楚这个问题，我们首先要了解脂肪酸是怎么在体内被合成出来的。与大多数蛋白质直接由基因编码不同，脂质（包括脂肪酸）是由一系列的酶（也就是有催化功能的蛋白质）在体内对原料代谢小分子一步步加工得到的。从演化的角度而言，如果某种脂肪酸对我们的生存不重要，那么负责编码合成该种脂肪酸的基因就可能慢慢退化，最后丧失功能，正如今天我们并没有很多功能类似的酶来合成结构有细微差别的氨基酸和糖。反过来说，既然目前脂肪酸的种类这么多，就表明编码合成它们的这些功能类似但并不完全相同的酶并未退化。而这一点进一步提示这些结构差别细微的多种脂肪酸对我们身体非常重要。

脂肪酸究竟有什么重要功能？从中学课本上我们知道，其有两个重要的功能。第一，和其他几类生物大分子不同，大多数脂质分子或不溶于水，或是双亲分子（即同时具有亲水和疏水基团）。因此脂质分子在水溶液中可以与水分层形成一层膜。绝大部分的细胞都具有这样一层由脂质构成的膜，这也正是最早生命与非生命体的边界。第二，脂质能为我们的生命活动提供大量的能量。与糖或氨基酸相比，单位质量脂肪酸能提供的能量大约是它们两倍，这可能也是我们生命体把脂质作为能量储存方式的原因之一。不过，如果脂肪酸仅仅是为我们的细胞提供一层膜，以及提供能量储存的方式，那秉承自然界"简单就是美"这一经典原则，像氨基酸或糖那样简单选几种脂肪酸，似乎就足以满足上述两项需求。然而在漫长的生物演化过程中，居然有这么多结构特异的脂肪酸被保留下来，暗示不同种类的脂肪酸有着更加重要和多样的功能。我们对富含油脂食品存有天然的渴望，可能也反映出进化中脂肪酸对人类的重要性。

可是事实上，可能是因为我们现在生活条件好了，每天食物充沛，营养能量密度也很高，脂质的缺乏不再是一个问题。相反，人群中由高脂饮食带来的体重超重和肥胖率也越来越高。肥胖除了影响美观外，还会引起一系列的疾病，比如心血管疾病、癌症及代谢类的疾病（诸如 2 型糖尿病或脂肪肝）。所以在已经衣食无忧的今天，脂肪酸似乎已经变成弊大于利的营养物质了，我们是否应该尽可能少吃呢？与大家预测的相反，2017 年国际著名的医学杂志《柳叶刀》发表的一个包含十几万人群调研数据的研究表明，中国人不同人群里面食物摄入量和非意外死亡率（即由于身体健康导致的死亡）存在密切的关系[1]。有意思的是，研究发现食物中脂肪酸的百分比越高，非意外死亡率越低。尤其值得注意的是，多不饱和脂肪酸摄入量与死亡率呈明显的负相关。相反，碳水化合物（淀粉类、糖等）在食物中的摄入比越高，死亡率越高。换而言之，脂肪酸对我们的健康是有益的。

因此，我们有必要对脂肪酸加深一点了解。脂肪酸的结构非常简单，通常包括一条碳链，并在碳链的一端有个羧基官能团（这也是为何它被称为酸），与其他的代谢小分子（如葡萄糖或氨基酸）相比，这样的结构有两个特点。第一是脂肪酸通常没有手性碳。什么是手性碳呢？碳原子通常有四根化学键，如果一个含碳的分子中与碳原子相连的四个基团都不相同，那么它们的结构形式有两种（也即两种异构体），在不破坏键的情况下，这两者无法通过旋转颠倒变成对方。这时候该碳原子就被称为手性碳（就像我们的左手和右手那样，是镜像对称的）。地球上生命体里的大多数代谢小分子都有着非常强的不对称手性（比如糖绝大多数是 D 型，而氨基酸大都是 L 型的）。脂肪酸没有手性提示，可能是因为其在进化上起源非常早，在不同生物界中的兼容性都很高。

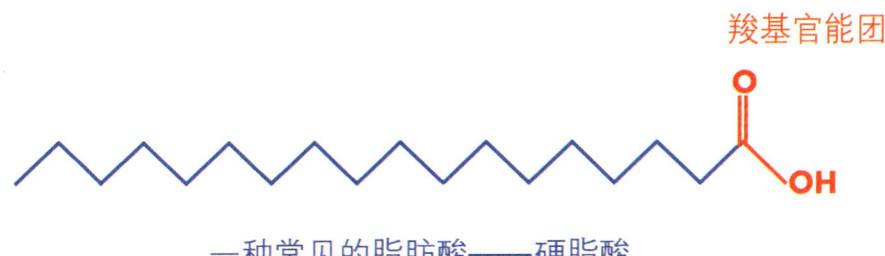

一种常见的脂肪酸——硬脂酸

　　第二是脂肪酸通常只有一个活性基团——羧基，因此无法和其他小分子组成多聚体。为什么这点很重要呢？氨基酸、糖、核酸分子通常都有两个以上的活性基团，可以通过化学反应，像串项链那样形成多聚体。而多聚体依赖不同单体的排列顺序得以承载大量信息。比如大家可以很容易计算，一条 10 个核苷酸（共有 4 种不同核苷酸）的多聚核酸分子，其可能有 4^{10} 种（核苷酸的排列是有方向性的）。一条 10 个氨基酸（共有 20 种不同氨基酸）组成的多肽分子，其更是可能有 20^{10} 种。相反，由于脂肪酸缺乏高聚形式，它可能就需要更多地依赖自己的结构变化，而非多聚体中单体排列的顺序来承载更多的信息。这可能是进化中脂肪酸结构如此多样的一项重要因素。脂肪酸的多样性体现在碳链的长短、奇偶数、饱和度和分支形态。此外，脂肪酸还会有一些其他的修饰基团，如羟基、碳环基团等，这些对它的生物学功能也会有影响。我们下面就简单介绍几种。

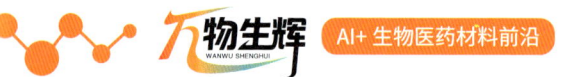

不同碳链长短的脂肪酸

按照碳链的长短,我们大致可以把脂肪酸分成短链(少于6碳)、中链(6~12碳)、长链(14~20碳)和超长链(20碳以上)。短链脂肪酸在食物中含量不多,而含量一旦增高就会有很明显的刺激性气味(比如醋酸就是一种短链脂酸),暗示着食物新鲜度堪忧(因为这些短链脂肪酸通常是由微生物代谢产生的)。但是,我们体内短链脂肪酸的含量也不算少,这是因为我们的肠道细菌很喜欢"进食"纤维等我们人体不能直接利用的营养物质来生产出短链脂肪酸。不要小看细菌产生的这些"废物",科学家近年来发现它不仅为我们的肠道提供能量,还对我们正常的生理代谢以及很多慢性疾病(如肠道炎症、糖尿病、心血管疾病、神经退行性疾病等)的预防都有着重要的益处。

中链脂肪酸也挺有意思,它通常存在于动物乳制品及某些植物中。由于碳链不长不短,它在体内的运输和代谢效率非常高,也就是说很容易被消化代谢,而不容易转存为脂肪。因此我们通常认为中链脂肪酸是一种相对更健康的油脂来源,比如近年来流行的椰子油或棕榈仁油,就富含中链脂肪酸。此外某些中链脂肪酸还有抗菌驱虫的效果。

对于超长链脂肪酸,我们通常不需要通过食物直接摄入这种脂肪酸,因为我们的身体可以利用长链脂肪酸进一步产生所需的超长链脂肪酸。值得注意的是,脂质中的一大类被称为鞘脂,富含于我们的神经系统,如包裹神经的髓鞘等地方,其分子里通常就含有超长链脂肪酸。不同于其他脂肪酸,超长链脂肪酸需要在一种特殊的细胞器——过氧化物酶体中代谢,如果由于基因突变造成过氧化物酶体功能异常,导致该代谢发生问题,则

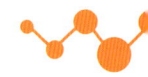

有可能会带来严重的遗传疾病（如肾上腺脑白质营养不良）。

最后，脂肪酸中含量最高，种类最丰富，且与我们日常生活中打交道最多的就是长链脂肪酸了。它在食物中含量充沛，按照其性质，可以分成很多亚类，我们接下来会进一步介绍不同种类的长链脂肪酸。

脂肪酸的奇偶性

细心的读者可能会发现，我们之前说脂肪酸碳链长短的时候都是按偶数来计数的，那是为什么呢？事实上，大多数高等生物在体内合成脂肪酸，是用两个碳的乙酸代谢物（乙酰辅酶 A）作为单元原料依次添加的。因此，大部分的中、长链、超长链脂肪酸都是偶数链的。当然也有例外，我们体内有些氨基酸如异亮氨酸和缬氨酸，代谢能产生丙酰辅酶 A（三个碳的丙酸代谢物），以它为底物每次再添加两个碳，就能合成一系列的奇数链脂肪酸。只不过人体内这样的合成能力似乎很有限，相反像牛羊等反刍类动物却可以大量合成。因此我们可以通过摄入奶制品来获得奇数链脂肪酸。有研究表明，奇数链脂肪酸的摄入可帮助降低患 2 型糖尿病的风险，目前对这类脂肪酸相关功能机制的研究正在慢慢展开。

脂肪酸的饱和性

脂肪酸的饱和度是指碳链上碳碳双键的数量。脂肪酸包括饱和（无双键）、单不饱和（仅有一个双键）和多不饱和（有两个及以上双键）几种类型。此外，双键的位置也会有一定区别，这些结构类似的脂肪酸物理化学性质虽有些不同（比如熔点较低、流动性强），但它的生物学性质会有更大的

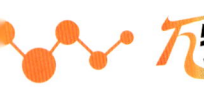

改变。那么这么多种碳碳双键是怎么产生的呢？事实上，我们体内最初合成出来的绝大多数脂肪酸都是不带双键的，但是生物体内有一些脱氢酶，可以通过脱氢反应把双键加在脂肪酸特定的位置上。

说到这里，我们要讲到一个"必需营养分子"的概念。低等生物，如细菌或酵母，只要给它们提供最基本的食物（碳源和氮源），它可以利用自身携带的酶把所需的所有代谢分子合成出来。但是哺乳动物等高等生物放弃了一部分编码相关酶的基因（或者其活性远低于正常的生长需求），因此必须依赖食物摄入这些代谢小分子，才能维持正常生长。比如必需氨基酸就是其中的一种。对包括人在内的哺乳动物来说，有一类脂肪酸是不能自身合成的，被称为必需脂肪酸[2]。必需脂肪酸通常都是不饱和脂肪酸。也就是说，我们人体中缺乏某些特定的脱氢酶，比如碳链第12位的脱氢酶，和碳链倒数第三位的脱氢酶，都是我们人体所缺乏的，因此我们需要从食物中获取这些脂肪酸，不然就会发生很严重的问题。20世纪早期科学家通过实验发现，如果把食物中的脂肪完全去除，大鼠会发生很严重的皮肤、肾脏等缺陷，发育停滞直至死亡[3]。不过也不用惊慌，只要不是非常偏食，我们从食物中摄入的这两类不饱和脂肪酸，通常能满足我们生存的最低需求。

那么食物中的饱和脂肪酸和不饱和脂肪酸对人体健康有什么益处和害处呢？在物资匮乏的年代，它们对于我们的生存而言都是非常重要的。很多人会觉得油炸食品的味道香喷喷的，尤其是富含饱和脂肪酸的动物油脂，但是在食物充沛、运动却不足的今天，脂肪酸，特别是饱和脂肪酸的大量摄入对我们来说是弊大于利。饱和脂肪酸一旦摄入过量会增加心血管疾病的发病率，如血管硬化和代谢类疾病。相应地，科学家通常认为不饱和脂肪酸要更健康一些。东亚人群或者地中海人群，烹饪食物

脂肪酸：人体的多元"能量密码"

主要采用植物油脂，比如橄榄油或者是豆油，它们富含单不饱和脂肪酸，而在某些植物油（如芝麻油，花生油等）或者深海鱼油中富含多不饱和脂肪酸。尽管针对具体的疾病，这些脂肪酸的保健功能尚有争论，但是总的说来，尽可能用不饱和脂肪酸，特别是多不饱和脂肪酸取代饱和脂肪酸是比较健康的[4]。

人工反式脂肪酸——对我们健康有害的脂肪酸

如上所述，脂肪酸通常不具备手性不对称异构体，但是脂肪酸还有另一种不对称，我们称为顺反异构体。与分属双键两边的脂肪酸碳链基团有两种排布方式：排在双键同一边的我们称为顺式脂肪酸，而排在两侧的被称为反式脂肪酸。

在自然界中绝大部分的脂肪酸都是顺式的，当然也有少量反式脂肪酸，比如牛奶里就有少量的天然反式脂肪酸[5]。这些脂肪酸都是天然存在的，对我们健康没有潜在危险。相反，我们平时闻之色变的人工反式脂肪酸并

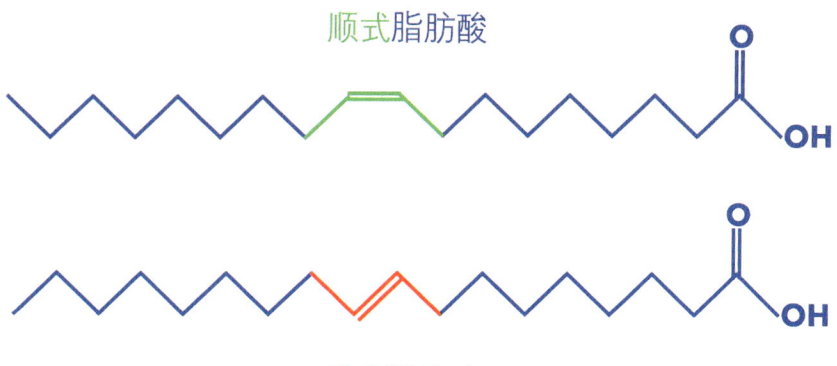

脂肪酸的顺反异构体

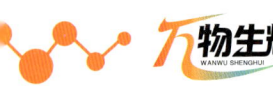

非来自自然界,而来自工业化食品的生产车间。动物脂肪中饱和脂肪酸比例更高,无论是口感,还是食品加工的效果都要比植物油更好,因此价格也更高。由于植物油与动物油脂最主要区别就是碳碳双键的数目,所以19世纪的食品工业界希望通过化学加氢的方式,把它部分加氢成为饱和度更高的脂肪酸。人体有时候在代谢消化这些脂肪酸的过程中也会对脂肪酸进行类似的部分加氢"加工",但由于我们体内酶的高特异性,得到的加氢产物都是顺式的,也就是天然的。但是早年工业加氢的催化剂并没有这种高特异性,因此通常会产生大量反式结构的脂肪酸。

这种人工合成的、含有大量反式脂肪酸的油脂被称为人造黄油/人造奶油、植物黄油、植脂末、麦淇凌等,它们在食品加工时的效果要比天然脂肪酸好,价格又便宜。因此,早期食品工业界试图给人形成一种"人造黄油比天然黄油对人体健康更有益"的印象,进一步推广其应用。例如早年肯德基、麦当劳及很多糕点巧克力都会添加人造黄油——健康就是一大卖点。但是近些年来,随着越来越多研究的深入进展,我们发现反式脂肪酸对人体非常有害,它会通过影响低密度和高密度脂蛋白的含量,提高我们血浆里面的胆固醇,诱发动脉粥样硬化、炎症、氧化应激压等,导致一系列健康问题。因此,近些年一些发达国家如美国,已经禁止在食物中添加含有人工反式脂肪酸的原料。我国目前虽然尚未立法完全禁止,但要求如果厂家在食品中添加了人造黄油类的原料,必须标出反式脂肪酸的含量。大家平时购买含有油脂成分的零食、糕点、冰激凌等时,可以去看看原料表上是否标有反式脂肪酸,如果有的话尽量少吃。《中国居民膳食指南(2022)》提出:反式脂肪酸每天摄入量不应该超过2g。

脂肪酸的家族非常庞大,其中很多成员,如支链脂肪酸、羟化脂肪酸、支链羟化脂肪酸酯等,被报道对我们健康有益。目前对它们的研究也在进行中，希望未来能发现更多更有益、更美味的脂肪酸，能作为食物改善我们的健康。

参考文献

[1]Dehghan M, Mente A, Zhang X, et al. Associations of fats and carbohydrate intake with cardiovascular disease and mortality in 18 countries from five continents (PURE): A prospective cohort study[J]. The Lancet, 2017, 390(10107): 2050-2062.

[2]Wallis J G, Watts J L. Polyunsaturated fatty acid synthesis: What will they think of next?[J]. Trends in Biochemical Sciences, 2002, 27(9): 467-473.

[3]Burr G O, Burr M M. On the nature and role of the fatty acids essential in nutrition[J]. Journal of Biological Chemistry, 1930, 86(2): 587-621.

[4]Calder P C. Functional roles of fatty acids and their effects on human health[J]. Journal of Parenteral and Enteral Nutrition, 2015, 39: 18S-32S.

[5]Zetzl A K, Marangoni A G. Structured emulsions and edible oleogels as solutions to trans fat[M]// Kodali D R. Trans Fats Replacement Solutions. Academic Press and AOCS Press, 2014: 215-243.

关注大脑健康：
认知、脑衰老与阿尔茨海默病

郑加麟　郑晓然

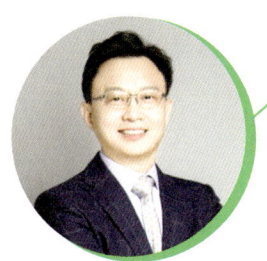

郑加麟

国家海外高层次人才，国家重大科学研究计划项目（973）首席科学家，欧洲科学院院士。现任同济大学医学院院长，神经病学特聘教授，教育部脑衰老与神经退行性疾病医药基础研究创新中心主任，上海市纳米催化医学前沿研究基地主任，中国神经科学学会神经退行性分会主任委员，曾任美国内布拉斯加州大学医学中心学术协理副校长兼研究生院副院长、终身教授。已在国际专业杂志上发表 260 余篇研究论著，H-index 指数 66，论文被引用 >12300 次，i10 指数 158。

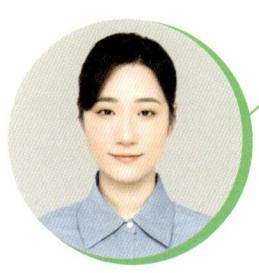

郑晓然

同济大学医学院博士后，神经内科主治医师，从事认知障碍疾病相关的临床研究工作。以第一及共同第一作者发表 SCI 论文 5 篇，主持国家自然科学基金青年项目、上海市卫健委课题等项目；作为团队核心人员，参与了国家自然科学基金面上项目、上海市科委及上海市申康中心等多项课题。

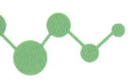 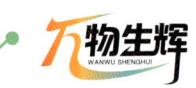

你了解你的大脑吗?——探索人类最神秘的器官

大脑是我们每天赖以生存和思考的核心。无论是吃饭、聊天、看电视这样的日常行为,还是回忆往事、分析问题、做出决策这些抽象的认知活动,都离不开它的指挥。在日常交流中,我们经常说"动脑筋",这里的"脑筋"指的就是大脑。但你是否真正了解你的大脑呢?

大脑是人类最复杂、最神秘的器官之一。有人曾形象地将它比作"宇宙最后才能破解的黑匣子",因为它不仅控制着我们的运动、情绪和思维,还承载着我们的记忆、创造力和意识。成年人大脑的重量约1400克,仅占体重的2%~3%,但它的耗能极高,血流量占心脏输出量的15%~20%,氧气消耗量更是占全身的20%~25%[1]。大脑的精密结构和复杂功能,不仅让人类拥有卓越的认知能力,也为神经科学和医学研究提供了广阔的探索空间。本文将带您深入了解这个神秘的器官,揭开大脑的奥秘。

大脑的结构:从外观到功能

人的大脑位于颅腔内,外周被坚硬的颅骨保护着。去除颅骨,从外部观察,大脑的外形类似于一个饱满的核桃,表面是凹凸起伏的沟回,这有助于增加大脑的表面积。尽管我们通常用"大脑"来泛指整个脑部,但实际上，大脑只是其中的一部分。整个脑部由大脑、小脑、间脑和脑干组成，每个部分在人体生理和认知功能中都发挥着重要作用。其中，大脑是中枢神经系统的最高级部分，负责学习、记忆、情绪、感觉、运动等关键功能。小脑主要调控运动协调和平衡。间脑包括丘脑和下丘脑，主要调节感觉传递、激素分泌和体温控制。脑干连接大脑和脊髓，控制心跳、呼吸、血压等基本生命活动。

大脑的左右半球：理性与感性的结合

大脑中间有一个明显的分界，将大脑分为左右两个半球，左右半球通过胼胝体相连，形成一个高度协作的整体。左半球负责语言、逻辑和分析能力，是理性思维的主导者；其思维方式具有连续性、延续性和分析性。右半球主要擅长空间感知、艺术创造和直觉判断，是感性思维的核心；其思维方式更加跳跃、直觉和无序。尽管左右半球各有所长，但它们并不是完全独立运行的，而是通过神经纤维网络相互连接，协同处理语言、情绪、运动、记忆等功能。

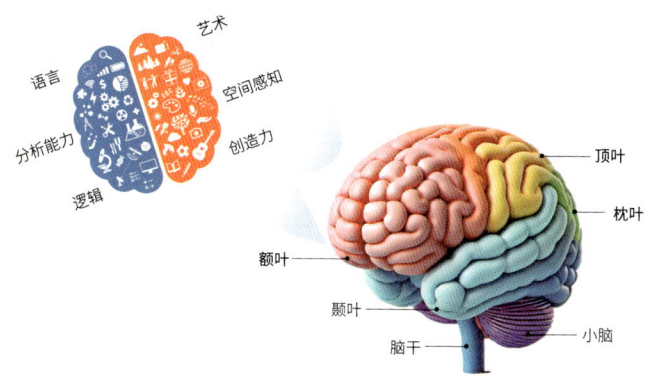

大脑的结构和功能

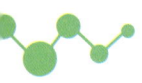

大脑是人类最伟大的器官，它不仅塑造了我们的个性和智慧，也主导了我们的情感与行为。理解大脑的结构与功能，不仅可以帮助我们提升学习与创造力，还能为神经科学研究提供重要的理论基础。通过深入探索大脑的奥秘，我们可以更好地理解自我，同时也为神经系统疾病的预防和治疗提供科学依据。

什么是认知功能——大脑的高级信息处理系统

认知功能是大脑的高级功能，指的是接收、筛选、存储、整合和应用信息的能力，使我们能够更有效地理解和联系周围的世界。认知功能包括感知、记忆、执行、语言、注意力和视空间功能，它们相互联系，协同作用，共同塑造我们的思维和行为。

认知功能的关键组成与大脑的分工

感知功能是认知的基础，它通过视觉、听觉、触觉、嗅觉和味觉获取外界信息，并将其传输到大脑进行处理。进入大脑的信息不仅会被独立分析，还会与过往经验结合，以促进更高级的认知活动，如记忆、语言和决策。

记忆功能是大脑存储和管理信息的重要机制，包括编码、储存和提取三个核心环节。记忆系统可根据信息存储的时间长短和使用方式分为三种类型，即短期记忆、长期记忆和工作记忆。短期记忆，其信息仅保留数秒至数分钟；长期记忆，比如童年的经历等，信息经过巩固后可被存储数年甚至终生；而工作记忆是一种对信息进行暂时加工和贮存的容量有限的记忆系统，在许多复杂的认知活动中起重要作用。大脑中负责记忆存储的脑区主要为海马区。海马在短期记忆向长时记忆转换的过程中发挥着重要的作用。我们的大脑皮层是永久记忆的载体，新的记忆最初被存储在海马区，并在巩固后转移至大脑皮层，形成稳定的长期记忆。例如，一个电话号码如果被多次重复，海马会将其传输至前额叶皮质，使其成为永久记忆。海马受损可能导致短期记忆受损，但已形成的长期记忆仍能保留。

执行功能主要由前额叶皮层控制，它涉及目标设定、计划制定、问题解决和决策能力，协调不同的认知系统，以完成复杂任务。执行功能的正常运作使我们能够适应环境变化，有效管理时间，并作出合理决策。语言功能是人类特有的高级认知能力，使我们能够表达思想、理解他人并进行推理交流。我们的语言中枢主要包括布罗卡区（Broca's area）和韦尼克区（Wernicke's area）。布罗卡区位于额叶，控制语言表达，使我们能流畅地说话；韦尼克区位于颞叶，负责理解语义，使我们能够听懂他人的话语。这些脑区的协调确保我们能高效交流、推理和思考。注意力是大脑选择性处理信息的能力，使我们能够专注于重要的任务，同时忽略无关的干扰。它不仅是认知功能的重要组成部分，还为感知、记忆、语言和执行能力提供支持。注意力的调节主要涉及额叶、顶叶和网状激活系统，以确保我们能够灵活地调整认知资源。视空间功能是大脑处理视觉信息与空间关系的能力，包括对物体形状、位置、距离、方向及其与环境关系的感知和理解。这一功能主要由顶叶和枕叶共同完成，使我们能够正确识别物体、判断方位，并进行空间导航。

认知功能并不是独立存在的，而是一个相互协作、动态整合的系统，任何一个认知系统的受损都可能影响整体认知能力。认知功能不仅塑造了我们的思维和行为，也决定了我们的学习能力和生活质量。

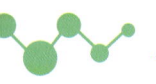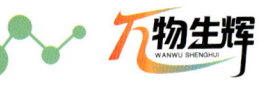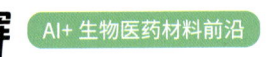

什么是认知障碍——从正常老化到病理性认知障碍

随着年龄的增长，许多老年人会发现自己的记忆力不如从前，经常忘记日常琐事，例如昨天吃了什么、物品放在哪里，或者在与人交流时一时想不起熟悉的名字。这种情况让不少人担心："我是不是得了老年痴呆？"事实上，认知功能的变化并不一定意味着患上了阿尔茨海默病或其他形式的痴呆，而是可能处于不同程度的认知功能下降阶段。根据认知损伤的严重程度，可以将其划分为主观认知下降（subjective cognitive decline, SCD）、轻度认知障碍（mild cognitive impairment, MCI）和痴呆。

认知功能下降的不同阶段

SCD是认知衰退的早期表现，表现为个体主观上感到记忆力或者其他认知能力有所下降，但是经过客观专业的认知量表评估，其整体认知功能仍然处于正常范围。这种现象在老年群体中较为普遍，并且在许多情况下，与正常的生理性衰老有关，不会进一步恶化。但是有研究表明，每年约7%的SCD患者会发展为MCI，其中约2.3%的SCD患者会进展为阿尔茨海默病。

MCI是介于正常衰老和痴呆的中间阶段，是指个体的认知功能发生了一定程度的损伤，认知评估显示有整体认知功能或者特定认知域功能的下降，但患者仍能够独立完成日常生活和工作，尚未达到痴呆的诊断标准。MCI患者通常会明显察觉到自身的记忆力下降，例如：经常忘记近期发生的事情，难以回忆约定事项；需要更长时间来学习新事物，在思考或决策复杂问题时感到比以前更吃力。研究数据显示，每年约有10%的MCI患者会发展为阿尔茨海默病，这一比例远高于正常老年人群。对于MCI患者而言，早期发现和干预是延缓疾病进展的关键。

当 MCI 逐渐进展，可能会发展为痴呆。那么痴呆是什么？它是否等同于阿尔茨海默病？事实上，痴呆并不是单一疾病的名称，而是指以获得性认知功能损害为核心，并导致患者日常生活能力、学习能力、工作能力和社会交往能力明显减退的综合征。痴呆患者的认知功能损害涉及记忆、语言、执行等多个认知域，并且在病程的某一个阶段可能伴有精神、行为和人格障碍。痴呆患者认知功能出现明显下降，并且影响了患者的日常活动能力。

如何识别痴呆——"ABC"症候群

为了更直观地识别痴呆，大家可以按照"ABC"症候群进行判断：A（activity）——日常生活能力减退，患者主要表现为逐渐丧失基本的自理能力，例如难以完成做饭、买菜等日常任务；B（behavior）——精神行为异常，患者可能表现出焦虑、抑郁、幻觉、攻击性行为，甚至出现人格改变；C（cognition）——认知功能下降，患者的记忆、判断力、思维能力和语言能力受到严重损害，难以进行逻辑推理、理解对话或完成复杂任务。

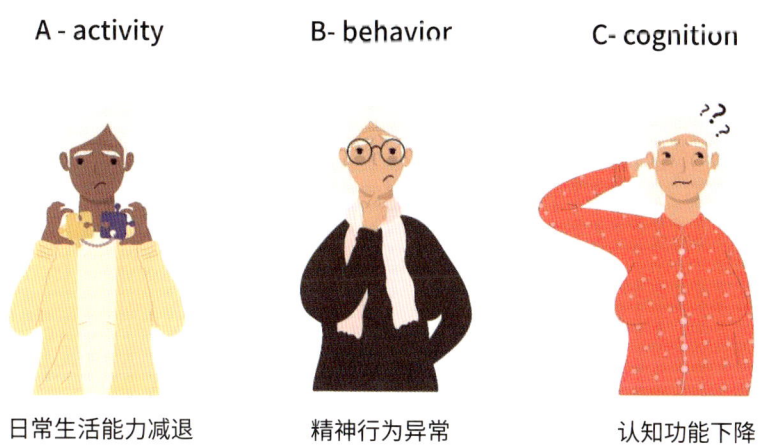

痴呆的临床表现——"ABC"症候群

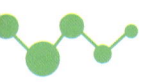 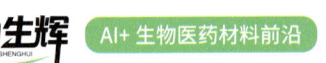

那么导致痴呆的原因有哪些？痴呆并不是单一病因导致的，其病因可以分为神经变性病和非神经变性病两大类。神经变性病导致的痴呆主要是由于大脑的神经元逐渐丧失和功能退化，包括了阿尔茨海默病、路易体痴呆、帕金森病痴呆和额颞叶痴呆。非神经变性病相关痴呆包括血管性痴呆、正常压力性脑积水及其他疾病，如脑肿瘤、颅脑损伤、感染、代谢性疾病等等。其中，感染包括梅毒、艾滋病以及新冠病毒感染等，均有可能继发颅内感染，引起神经损害进而导致认知障碍。在所有痴呆病因中，阿尔茨海默病是最常见的痴呆类型，占所有痴呆类型的 50%～70%。血管性痴呆是最常见的非神经变性病痴呆，占比约 15%～20%。

认识脑衰老——大脑随时间推移的变化与影响

无论是主观认知下降、轻度认知障碍还是痴呆，衰老都是导致认知功能下降的重要因素之一。随着年龄增长，大脑的结构和功能出现退化，进而影响记忆、思维、语言和执行能力。因此，深入理解脑衰老的机制，并探索如何延缓大脑退行性变化，对个体健康和社会发展具有重要意义。我国已快速进入了深度老龄化社会，脑衰老问题亟待关注。根据国家统计局 2023 年数据，我国 60 岁及以上人口为 2.8 亿，约占总人口的 19.84%，其中 65 岁及以上人口为 2.1 亿，约占总人口的 14.86%[2]。随着人口老龄化进程的加快，与年龄相关的慢性疾病和认知功能下降问题变得越来越突出。衰老对人体的影响是全方位的，它不仅导致组织和器官的功能退化，还显著增加了心血管疾病、糖尿病、神经退行性疾病等慢性病的患病风险。

脑衰老是认知功能下降的核心因素，它是指大脑随着年龄的增长而出现的结构和功能的退化，包括神经细胞减少、神经网络连接减少、神经递

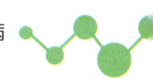

质水平变化和血流供应减少等。《自然》（Nature）杂志上刊登的一篇文章强调了衰老是多种神经变性病发病的重要危险因素[3]。随着年龄的增长，阿尔茨海默病发病率显著增加，并且帕金森病、路易体痴呆的发病率也逐渐上升。研究表明，大脑衰老与这些疾病的发生和进展密切相关，其背后的机制包括：β淀粉样蛋白沉积、tau蛋白异常磷酸化、神经炎症、线粒体功能障碍等。

如何科学应对脑衰老？

健康的衰老是预防认知障碍和神经退行性疾病的重要目标。科学研究表明，采取合理的生活方式干预可以有效延缓脑衰老进程。例如，保持认知训练、合理饮食、规律运动、良好的社交活动以及控制慢性病等。近年来，在脑衰老的科学研究以及脑衰老相关生物标志物探究等方面，同济大学多个团队做了一些工作。由同济大学的裴钢院士牵头，联合郑加麟教授、刘光慧教授、王延江教授和孙毅教授等国内科研团队，与中国衰老标志物联合体共同发布了《脑衰老标志物专家共识》[4]。该共识深入探讨了脑衰老发生的时间节点、脑衰老的生物学标志物及如何通过干预措施延缓脑衰老，为认知障碍的早期诊断和个性化治疗提供了科学依据。共识中表示脑衰老常见的四种表现：第一，记忆力下降，这也是脑衰老最常见的特征；第二，执行力下降，比如以前能很好完成多项工作，但是现在只能一件一件做，花费时间也比以前久；第三，情绪控制能力下降，表现为易怒、易猜忌，有的人也表现为十分冷漠，不愿社交；最后是语言能力下降，语言表达不流利，难以找到合适的词汇，甚至出现词不达意的现象。

脑衰老是不可避免的自然过程，但我们可以通过健康的生活方式、科学干预和早期识别来减缓衰老对认知功能的影响。深入研究脑衰老的机制，

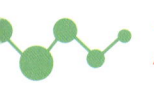
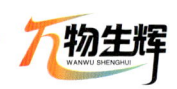

并探索有效的预防和治疗策略，不仅有助于提高老年人生活质量，也为神经退行性疾病的防治提供了新思路。随着医学科技的进步，未来或许能够实现精准调控脑衰老，延缓甚至逆转认知功能下降，从而促进健康老龄化。

深入认识阿尔茨海默病

在前文中，我们探讨了衰老和认知障碍之间的关系，而阿尔茨海默病作为最常见的神经退行性疾病，是老年人失能和死亡的主要原因之一。据统计：全球每 3 秒就会新增 1 位阿尔茨海默病患者，65 岁以上人群的患病率约为 4% ~ 7%，且每增加 6 岁，患病风险将会翻倍。据统计，截止 2019 年中国的阿尔茨海默病及相关痴呆的患者人数为 1314 万[5]，是阿尔茨海默病患者最多的国家。随着人口老龄化的进一步加剧，预计到 2050 年我国阿尔茨海默病患者总数将达到 2898 万，这给家庭和社会带来了沉重的负担。

阿尔茨海默病的大体病理变化表现为大脑萎缩，其中颞叶和海马区萎缩严重。组织病理学上的典型改变为 β 淀粉样蛋白沉积，tau 蛋白异常磷酸化，神经元缺失和胶质细胞增生。阿尔茨海默病起病隐匿，进展缓慢，早期症状往往容易被忽视。早期的阿尔茨海默病患者主要表现为记忆力下降，日常生活中丢三落四，记不住刚发生的事，重复询问相同的问题，难以学习新知识。另外，阿尔茨海默病患者定向力受损，如在陌生或者不熟悉的地方容易迷路。随着病情的进展，认知障碍加重，患者还会出现计算能力下降，语言能力下降，在熟悉的地方也会迷路等。中期的阿尔茨海默病患者记忆力明显下降，出现忘记家庭住址、亲友姓名等表现。患者的情绪和性格也会出现变化，比如易怒、暴躁、多疑等。此时的患者在日常生活，如做家务、购物、洗漱等方面变得困难，往往需要他人提醒或者帮助。

晚期的阿尔茨海默病患者完全丧失独立生活能力，并逐渐丧失了运动能力，无法正常行走，大小便失禁，还会出现进食吞咽困难和语言功能的严重退化，患者往往只能说简单的词汇，甚至不能说话。

如何快速自测是否有阿尔茨海默病表现？

如果您或家人担心可能存在阿尔茨海默病风险，可以通过以下8个问题自测：①您觉得自己的判断力出现问题了吗？②您是否发现自己最近对任何事情缺乏兴趣，并且不太愿意活动了？③您家人会不会说您经常不断重复做同一件事情或说同一句话？④在学习新东西的使用方法时，您是否会有困难？⑤您是否记不清当前的日期？⑥您处理个人经济账务有困难吗？⑦您是否会记不住和别人的约定？⑧您的日常记忆力和思考能力是不是出现了问题？如果满足2项及以上，建议尽快前往专业的记忆门诊进行详细检查。

阿尔茨海默病的早期筛查与诊断

阿尔茨海默病的早期诊断、早期治疗是延缓疾病进展、应对疾病负担至关重要的方法。阿尔茨海默病早期诊断的方法主要包括：通过神经心理评估量表评估认知功能；采集脑脊液，检测β淀粉样蛋白和磷酸化tau蛋白；或进行正电子发射型计算机断层显像（positron emission tomography，PET）检查，评估β淀粉样蛋白和tau蛋白在颅内沉积情况。随着科学技术的进步，越来越多的血液指标也能够辅助疾病诊断，比如血浆p-tau181、p-tau217、NFL等。此外，MCI和阿尔茨海默病患者血液外泌体内miRNA丰度变化显著，血液外泌体内miRNA丰度变化也是提示认知障碍发生的潜在指标。阿尔茨海默病的基因检测也是发现遗传因素和发病风险的重要手段，其中ApoE4基因阳性与阿尔茨海默病的发生密切相关。

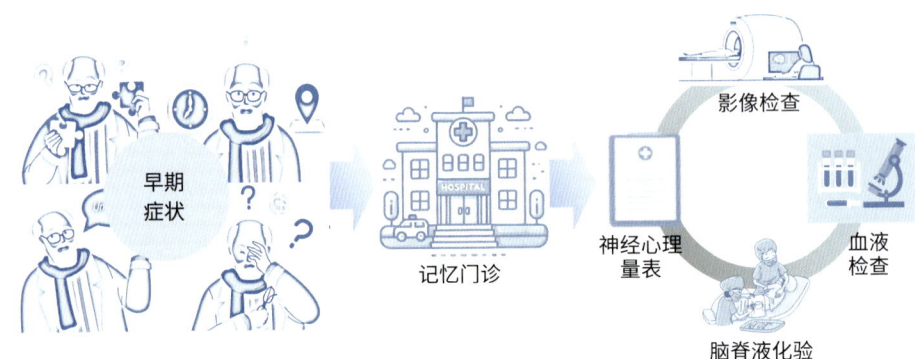

认知障碍就诊流程

阿尔茨海默病的治疗现状与进展

目前，阿尔茨海默病尚无治愈方法，但是可以通过药物和非药物干预来延缓疾病发展，改善患者的认知功能和生活质量。非药物治疗包括：①健康的生活方式，如充足的睡眠、坚持每天运动、保持乐观的情绪、戒烟限酒、保持阅读等脑力活动、多吃蔬菜水果、减少油炸及高热高糖食物的摄入等。②控制危险因素，如控制血压、血脂、血糖等血管危险因素；预防肥胖、代谢综合征，减少慢性炎症对大脑的影响。③专业的认知干预，如认知训练、经颅磁刺激调控等方法。药物治疗包括：胆碱酯酶抑制剂，如多奈哌齐、加兰他敏、卡巴拉汀等，以及美金刚、银杏叶提取物等。近年来，阿尔茨海默病的疾病修饰治疗相关研发工作取得了重大进展。靶向β淀粉样蛋白的单克隆抗体已在全球多个国家获批，并进入临床应用，如仑卡奈单抗和多奈单抗。这类药物可以有效清除β淀粉样蛋白，延缓阿尔茨海默病源性轻度认知障碍患者的病程进展。

随着科学研究和生物技术的发展，阿尔茨海默病的治疗正向个体化、精准化方向迈进。未来，基因检测、血液生物标志物和AI智能诊断将有望实现更早期的疾病筛查，结合新型药物和干预措施，为患者提供更有效的治疗方案。尽管阿尔茨海默病目前仍无法治愈，但通过早期发现、综合治疗和健康干预，可以延缓疾病进展，提高患者生活质量。

结语 关注大脑健康，守护认知未来

随着全球人口老龄化的加剧，脑衰老与认知障碍已成为不容忽视的公共健康问题。大脑是人类最复杂、最重要的器官，它不仅支配我们的思维、记忆、情绪和运动，更决定了我们的认知能力和生活质量。然而，衰老、神经退行性疾病和环境因素的共同作用，可能导致认知功能下降，最终发展为轻度认知障碍甚至痴呆。面对认知障碍的挑战，我们不仅要关注老年人的认知健康，更应尽早采取预防性措施，养成健康的生活方式，降低患病风险。同时，随着神经科学和生物医学技术的不断进步，阿尔茨海默病的早期筛查、精准诊断和个体化治疗也将迎来新的突破，为患者和家庭带来更多希望。保护大脑，从现在开始；认识衰老，科学应对；远离痴呆，拥抱健康人生！

参考文献

[1]Raichle M E, Mintun M A. Brain work and brain imaging[J]. Annu Rev Neurosci, 2006, 29(1): 449-476.

[2]王刚,齐金蕾,刘馨雅,等.中国阿尔茨海默病报告2024[J].诊断学理论与实践, 2024, 23(3): 219-256.

[3]Wyss-Coray T. Ageing, neurodegeneration and brain

rejuvenation[J]. Nature, 2016, 539(7628): 180-186.

[4]Jia Y J, Wang J, et al. A framework of biomarkers for brain aging: A consensus statement by the Aging Biomarker Consortium[J]. Life Medicine, 2023, 2(3): lnad017.

[5] Jia L, Du Y, Chu L, et al. Prevalence, risk factors, and management of dementia and mild cognitive impairment in adults aged 60 years or older in China: A cross-sectional study[J]. The Lancet Public Health, 2020, 5(12): e661-e671.

脑海中的橡皮擦：认识老年认知障碍

周益萍 张丽

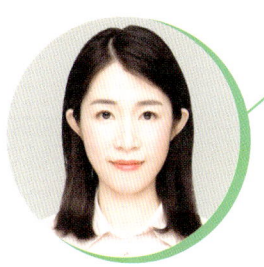

周益萍

复旦大学附属华东医院神经内科主治医师、认知障碍中心成员，长期从事认知障碍等相关神经系统退行性疾病诊治，管理推动认知障碍疾病修饰治疗；围绕早期认知障碍治疗、超高龄认知评估、表观遗传学、非药物干预治疗进行研究并发表数篇相关论文。担任中国老年医学学会认知障碍分会青年委员；上海市老年学会和老年医学会青年学者。

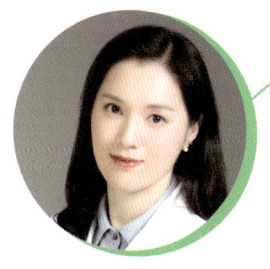

张丽

医学博士，主任医师，硕士研究生导师，复旦大学附属华东医院神经内科副主任，卒中中心主任。美国波士顿大学医学院访问学者。主持国家自然科学基金 2 项以及上海市科委、上海市卫健委、上海市医学会等多项课题。以第一作者或通讯作者在《神经胶质》（Glia）等期刊发表 SCI 论文 15 篇。目前担任中国老年医学学会认知障碍分会委员、上海市卒中学会神经内科分会委员、上海市医学会脑卒中专科分会青年委员、九三学社上海市委医疗卫生委员会委员、复旦大学医学科普青年联盟理事、上海市针灸学会老年病专业委员会委员。入选浦江人才计划和上海优秀青年医师培养计划。

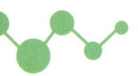 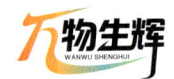 AI+ 生物医药材料前沿

引言

一开始是记不住刚发生的事,渐渐地是忘记过去的点点滴滴,后来连家都变得陌生……

从懵懂小儿到蹒跚老者,每个人的大脑中,都记录着我们成长和生活的点点滴滴——记忆。然而,认知障碍就像一块"无形"的橡皮擦,将我们脑海中珍视的记忆无情擦去,破坏我们的日常生活能力,扰乱我们的各种社交体验,严重危害中老年人的健康,也给家庭和社会带来沉重的负担。

阿尔茨海默病(Alzheimer disease,AD)是老年认知障碍症中最为常见的一个疾病,俗称"老年痴呆"或"失智症"。每年的9月21日是世界阿尔茨海默病日。

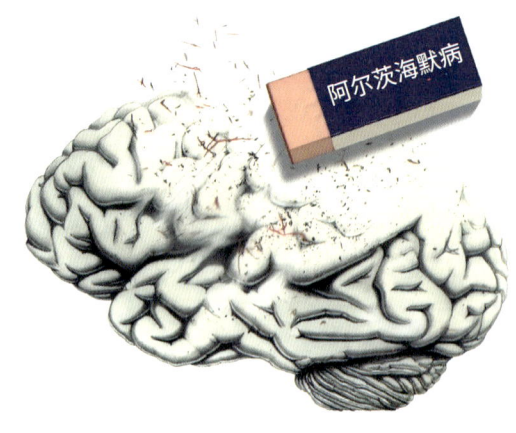

阿尔茨海默病被发现迄今已经超过百年，人类百年斗争的经验也在不断地更新和拓展。现在就让我们走近这个疾病，撕开它熟悉又陌生的面纱，了解它的来龙去脉、前世今生，寻求破解的利器，让这块橡皮擦远离我们的脑海，归还我们珍视的记忆。

迷路的周阿姨

这是我们的一个患者周阿姨遇到的真实问题。

两年前，65岁的周阿姨出现了一些记忆力方面的问题，叫不出客人的名字，就算被告知后仍然没记住。买了洗衣粉，隔一天，又买回来相同的洗衣粉。一开始家人觉得可能是年纪大了，没有特别重视。直到两月前，周阿姨出门后迷路了。一天以后，在小区附近找回了周阿姨，整个人身上脏乎乎的，脚也骨折了，可谓是狼狈不堪。经过治疗调理，周阿姨的身体是逐渐康复了，却仍然经常犯糊涂。家属把周阿姨带到我们记忆门诊，经过仔细检查评估发现周阿姨患了阿尔茨海默病，这也是最常见的一种老年性认知障碍疾病。

是"老年痴呆"，又不全是"老年痴呆"

平时我们很多患者会把"老年痴呆"等同于阿尔茨海默病，但老年痴呆，医学上称为老年性认知障碍，其实是个大家族，是一群症状的组合，泛指由各种原因导致的不同程度的认知功能损害的综合征。患者会出现不同程度地记忆减退，思维能力下降，社交技巧、工作技能及日常生活能力均可受妨碍，就像是一种慢性的脑部退化或脑衰竭。

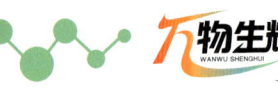

阿尔茨海默病是其中最为常见的,占比约59%,还有数10种其他类型的疾病构成了近40%的老年认知障碍。例如,中风后不仅有肢体活动障碍,也可能影响记忆和情绪;额颞叶痴呆,起病可能表现为性格脾气的改变;路易体痴呆,可有明显的幻觉;还有一些可逆性的认知功能障碍,如正常压力性脑积水,患者可能经常跌倒,记忆力也变差了,时不时还有小便失禁等情况。此外,阿尔茨海默病还会跟其他类型痴呆叠加纠缠在一起[1,2,3]。

阿尔茨海默病的前世今生

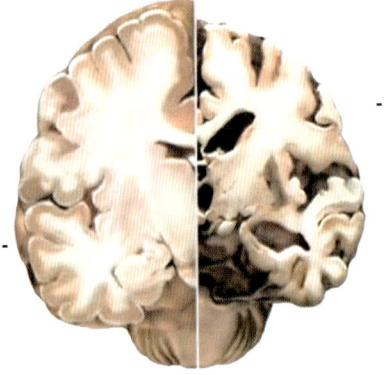

健康大脑和正常大脑区别

阿尔茨海默病,一般是65岁以上起病,是一种神经退行性疾病,它会慢慢侵袭我们的大脑,把正常饱满的大脑逐渐变成像风干的核桃,实质体积逐渐变小,沟壑变深,不断退化。临床上表现为记忆力减退,还有语言功能障碍,执行功能障碍,思考能力下降,自理能力也受到影响。随着疾病发展,还会出现狂躁易怒攻击等精神行为异常。

1906年，奥古斯特·德特女士（Auguste Deter）这位有着典型症状的阿尔茨海默病患者去世了。德国精神病学家阿尔茨海默（Alois Alzheimer，本病也是以他名字命名的）解剖了她已经萎缩的大脑，发现其中有微小的淀粉样斑块，还有奇怪的神经纤维缠结，可将她的疾病与其他的痴呆症区分开来。当时阿尔茨海默教授就认为，这两个明显的特征就是这个疾病的病理基础。被后世命名为β淀粉样蛋白（amyloid β-protein，Aβ）和tau蛋白，成为阿尔茨海默病的独特标志物。这些"垃圾蛋白"最终导致我们神经元的功能异常甚至死亡，导致患者的认知功能下降[2,3]。

尽管已过百年，阿尔茨海默病的病因仍未完全搞清楚，因为它有着比较复杂的病理机制，目前我们在多靶点上来寻求干预阿尔茨海默病的综合性手段。

阿尔茨海默病的十大危险信号

在疾病的早期，不一定会有明显痴呆症状，甚至连"健忘"这种标志性的症状都不是必然发生。因此及早发现阿尔茨海默病先兆信号十分必要。

下面我们把阿尔茨海默病的十大危险信号总结如下。

第一，记忆力日渐衰退，并影响日常的生活能力。比如说有些阿姨以前烧菜非常好吃，但最近家人发现她做菜没有以前好吃了，要么忘记放盐了，要么炒菜多放了两三次盐，有时候做完饭还会忘记关煤气。

第二，处理熟悉的事情出现困难。比如不知道洗衣机或者其他一些家用电器怎么用了，严重时，还会出现穿衣服次序错误等情况。

第三，语言表达出现困难。比如忘记一些简单的词语，说的话或写的句子让人无法理解。比如他会描述水壶是用来烧水的，但是叫不出"水壶"

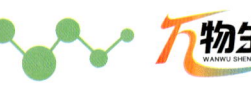 

的名称。你和他沟通的时候,会发现他讲话有点前言不搭后语且难以理解。

第四,对时间、地点及人物日渐混淆,即时间、空间定向力障碍。你问他今天是几月几号?今天是星期几?搞不清楚。现在在哪个地方,哪个省份,哪个城市?他也没法说清。

第五,判断力日渐衰退。我们就碰到有病人在三伏天穿着棉袄过来看病。有些病人天冷的时候自己不知道添加衣物,还穿着夏天比较单薄的衣物。

第六,理解能力和合理安排事务能力下降。原来可能是个非常健谈的人,现在话变少了,跟周围人交谈时,有时接不了下茬,跟不上交谈对象的思路。另外,原来平时家里的水电煤账单他都能按时去缴付,现在时不时会出现催缴账单的情况。

第七,会把常用的东西放在不合适的地方。比如说把碗筷放到厕所里了,把熨斗放进了洗衣机里了,刚洗好的衣服东塞西塞又不知道塞到哪里去了。

第八,情绪方面的改变。比如情绪快涨快落,为了一点小事,可能就会大发雷霆。你还在生气的时候,他好像已经什么事都没有了,又可以很平静地和你交谈。通常就是喜怒无常,也容易激发家里的一些矛盾。

第九,性格出现转变。有些患者生病前是一个非常温和、好沟通的人,逐渐变得多疑淡漠,时而焦虑,时而情绪低落,遇事可能粗暴对待。

第十,失去做事的主动性。平时爱好广泛,喜欢钓鱼、种花、聚会等,现在都变得没有主动性了,不愿继续以前这些爱好。终日消磨时间,无所事事。

如果出现以上这10种信号,就需要尽快到医院专科门诊进行评估,来明确是否存在认知障碍,尽早治疗。

都是"记性不好",有何不同

"年龄上去了,老糊涂了,记性差也是正常现象",这是我们平常会听到的对记忆力减退的一种解释。不可否认,随着年龄的增加,正常人也会有记忆力的减退,是自然衰退的表现,但这跟阿尔茨海默病还是有本质区别的。

比较简单的区分方法,在正常衰老情况下,忘记的事你提醒他一下,他就可以回忆起来了。"提醒"管用就是一个区别点。在我们的社区调查中发现很多九十几岁的正常衰老群体还可以自己买菜管账,生活基本自理,交流沟通仍能侃侃而谈,也一般不会有行为和人格的改变。

但是对于阿尔茨海默病患者,"提醒"可不一定管用。按指示做一些步骤,来完成一个任务也会比较困难,还会有交流能力的下降。疾病到一定阶段会出现一些精神症状,包括幻觉、妄想、激越。生活自理能力是越来越差,到最后完全不能自理,要靠家属或护理人员照料。

表1就是阿尔茨海默病和正常老化区分的临床表现要点,大家可以参考。

表1 阿尔茨海默病和正常老化区分的临床表现要点

	阿尔茨海默病患者	正常老化的记忆力减退
最近发生的事件	不能通过"提醒"回忆起来	忘记,能通过"提醒"回忆起来
按照指示行事	不能	能
生活自理	逐渐不能	能
交流能力	越来越差	能
行为及人格改变	有幻觉、妄想且人格改变	无改变
处理财务问题	不能处理好	偶尔忘记定期付费
清楚日期	经常混淆季节和日期	偶尔忘记日期,但事后会想起来

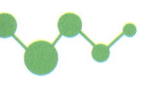

此外,大家也可参考表 2 认知障碍筛检量表(AD-8),这是在家就可完成的认知筛查。记录患者(或照顾者或患者家属)近几年来在以下这些事情上有否改变(有改变得 1 分,无改变或不知道得 0 分)。得分 > 2 分,需安排进一步确诊;得分 < 2 分,建议每年至少进行 1 次认知障碍症筛检。

此量表仅提供认知障碍症初步筛检用,不具任何诊断意义,如有异常请尽早带患者至认知障碍门诊做进一步检查,以早期发现早期治疗!

表 2 认知障碍筛检量表 (AD-8)

题目	内容说明	有改变(1分)	无改变(0分)	不知道(0分)
1. 判断力上的困难。例如,落入圈套或骗局、财务上不好的决定、买了对受礼者不合宜的礼物。	和以前比较"判断力"变差,例如,容易被诈骗,明显错误的投资,过生日送"钟"给对方,对方是男孩却送裙子,不熟的朋友却送昂贵礼物等。			
2. 对活动和嗜好的兴趣降低。	和以前比变得不爱出门,对之前喜欢从事的活动变得兴趣缺乏,但需排除因环境变异引起或因行动能力所影响。例如,之前常去活动中心唱卡拉 OK,现在却不愿意去,而并非因为卡拉 OK 设备坏掉所导致。			
3. 重复相同问题、事件和陈述。	和以前比较,重复问同样的问题,或重复述说相同的事件等。			

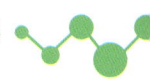

(续表)

题目	内容说明	有改变(1分)	无改变(0分)	不知道(0分)
4. 在学习如何使用工具、设备和小器具上有困难。例如，电视、空调、洗衣机、热水炉（器）、微波炉等。	和以前比较，对于器具的使用能力降低。例如，时常打错电话或电话拨不出去，不会使用遥控器开电视等。使用器具能力的变化，过去患者会使用，但现在却不会；同时问题的出现非因肢体而导致，如手痛。			
5. 忘记正确的月份和年份。	和以前比较，以前可以但现在无法说出当下正确的年月或说错自己的年龄。			
6. 处理复杂的财务上有困难。例如，个人或家庭的收支平衡、所得税、缴费单。	和以前比较，处理复杂的财务活动较有困难。例如，过去负责所得税的申报、水电费的缴款、信用卡账单缴费等，现在却常发生没缴费或多缴或少缴钱的情形。			
7. 记住约会的时间有困难。	和以前比较，较常出现忘记与他人约会的时间。			
8. 有持续的思考和记忆方面的问题。	近几年来较持续出现思考或记忆的问题。例如，每天或多或少都有发生上述的状况。			

迎战阿尔茨海默病

那么，怀疑有问题了怎么办，专科医生来帮忙。

阿尔茨海默病是年龄相关的神经退行性疾病，也就是说年龄越大，患

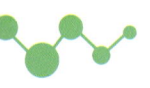 

病率就越高,基本上85岁以上的老年人群当中,每三个人中可能就有一个人存在着不同程度的老年期的认知障碍[4]。就跟高血压、冠心病、糖尿病一样,是一种常见的慢性疾病。

随着医疗技术的不断更新,我们也不需要再谈阿尔茨海默病而色变,早发现、早诊断、早治疗是关键。

在相关的专病门诊,医生会详细询问病史,根据患者情况安排神经心理测评,比如记忆力、计算力、执行功能、注意力、语言功能,还有绘图功能等小测验,从而得到一个认知功能的量化评价。同时完善相关辅助检查,如血常规、肝肾功能、甲状腺功能、维生素的测定、痴呆相关的基因的筛查、海马磁共振,现在也可以通过PET-CT的手段来评价大脑中淀粉样斑块和tau蛋白的情况。鉴别其他类型的认知障碍,明确病情的严重性,找准病因,才能对症下药。

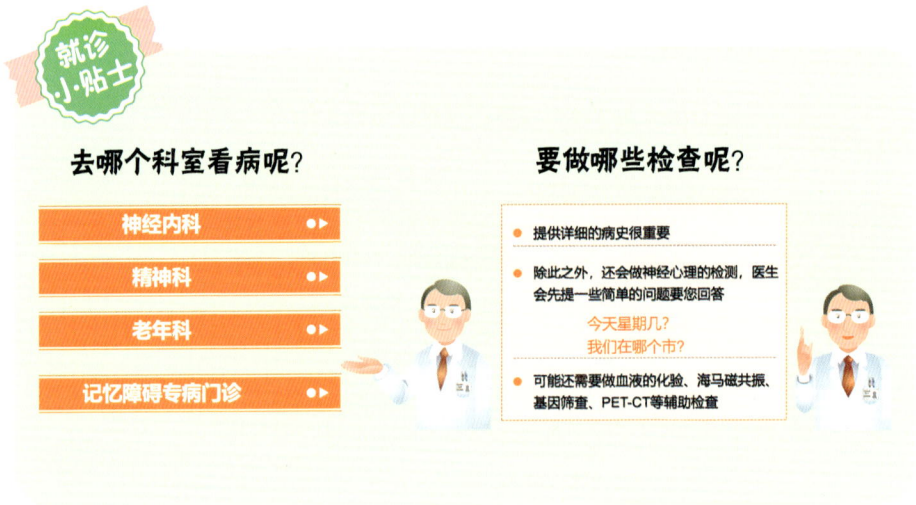

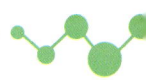

离"特效药"还有多远?

攻克阿尔茨海默病一直是医学界的重要课题,"药到病除"是每个患者和医者追求的终极目标。但是新药研发是个相当缓慢而艰难的过程,最终是为了能以"时间"换"时间"。

尽管现有市面上的治疗方式仍无法治愈阿尔茨海默病,但及早的识别和治疗可以帮助控制疾病症状,延缓疾病的发展,提高现有的生活质量。这也是患者和家属仍坚定走向我们记忆门诊的理由之一。

对于阿尔茨海默病目前治疗方法,包括药物治疗和非药物治疗。经典药物治疗包括胆碱酯酶抑制剂,兴奋性谷氨酸受体拮抗剂,作用于脑-肠轴的药物,抗氧化剂、脑血管扩张剂、脑代谢激活剂等辅助用药,以及控制精神行为症状药物。尽管这些药物并不能抑制神经细胞的损失,也可能神经细胞继续损失,但可帮助健康的神经细胞尽可能正常工作。

因此,在相当长的一段时间内,阿尔茨海默病的治疗仍属于"对症治疗"。好消息是阿尔茨海默病的治疗策略已从"对症治疗"转变为"对因治疗",即疾病修饰治疗(disease modifying therapy,DMT)。DMT 是一种旨在减缓或停止疾病进程的治疗方法,不仅是对症治疗,更期望在同样的病程周期里减少患者处于中重度阿尔茨海默病的时间,减轻照护人员的负担。

 拓展阅读

20 世纪 90 年代,瑞典科学家兰费尔特(Lannfelt)当时在瑞典北极圈发现,有一个家庭中的 11 位成员几乎都在 57 岁左右患上阿尔茨海默病。经检查,发现一种会让人产生 β 淀粉样蛋白(Aβ)

 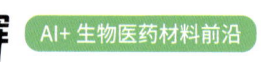

的基因突变。继而认识到，很可能是其中可溶性淀粉样蛋白堆积才是 AD 的真正病因，大量临床证据证明了其构想是正确的。此后，众多研究证实，β 淀粉样蛋白具有神经毒性，被称为脑内的垃圾蛋白，其在脑中聚集会引起或强化多种病理改变，致使神经原纤维纠缠、神经元死亡，最终导致记忆障碍、认知功能下降等。

鉴于 β 淀粉样蛋白在阿尔茨海默病致病机制的地位，众多药厂前赴后继以此为靶点进行单克隆抗体新药研发。这类药物有些能防止 β 淀粉样蛋白聚集成斑块，有些也能清除已经形成的 β 淀粉样蛋白斑块。其发挥疗效的方式是模仿人体免疫系统对外来入侵物或疫苗做出反应时所自然产生的抗体，帮助身体把斑块从大脑中清除。而早期阿尔茨海默病患者更能从 DMT 治疗中获益。

此外，目前仍有多种新治疗在临床试验与研究中。如，tau 聚合抑制剂和 tau 疫苗，通过阻止 tau 缠结，来避免重要的脑细胞运输系统崩溃；再如控制阿尔茨海默病"大脑发炎"的药物，通过刺激免疫系统，保护大脑免受有害蛋白质的伤害。

基于早期诊断的疾病修饰治疗及药物新靶点研发为阿尔茨海默病治疗带来了新的曙光，今年淀粉样蛋白靶向药物仑卡奈单抗、多奈单抗也先后在国内获批上市。治疗的新篇章已悄然展开，也许在不久的将来，治愈阿尔茨海默病不再是遥不可及的梦想了。

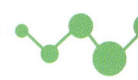

> **药物小贴士**
>
> 目前用于老年认知障碍治疗的药物主要有：
>
> - 作用于神经递质的药物：胆碱酯酶抑制剂——多奈哌齐、加兰他敏、石杉碱甲；
> - 作用于NMDA的药物：谷氨酸受体拮抗剂——美金刚；
> - 作用于脑—肠轴的药物：甘露特钠；
> - 疾病修饰治疗：仑卡奈单抗、多奈单抗；
> - 抗氧化剂（维生素E），脑血管扩张剂（尼莫地平），脑代谢激活剂（银杏叶提取物）等作为辅助用药；
> - 控制精神行为症状药物：选择性5-羟色胺再摄取抑制剂（如帕罗西汀），非典型抗精神病药（如利培酮）等。

"非药物治疗"也有春天

不用药也能防治阿尔茨海默病？答案是肯定的。

随着对阿尔茨海默病的深入研究，非药物治疗因其副作用小、患者及家属易接受等优点形成了一种新的干预思路。

首先是"吃"，也是一种食疗，大脑更需要来自食物的能量，这里推荐：地中海饮食、得舒饮食（DASH）、健脑饮食（MIND）等，有助于改善和提高认知障碍患者躯体功能和营养状况。

地中海饮食提倡多吃蔬菜、水果、鱼、海鲜、豆类和坚果类食物，其次是谷类，且烹饪时用植物油代替动物油，尤其提倡用橄榄油[5]。

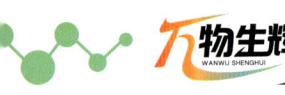

DASH饮食旨在预防和控制高血压，推荐高钾、高镁、高钙和低钠的食物选择，提倡多摄入蔬菜、水果和低脂乳制品等，限制摄入饱和脂肪与糖分[5]。

MIND饮食将前两者结合起来，建议多吃绿叶蔬菜、坚果、豆类、全谷类、鱼类和禽类食品，用橄榄油烹饪食品，并限制食用红肉、黄油、奶酪、油炸食品以及快餐等食品[5]。

下图还有一些"益脑食物"介绍给大家，方便大家在生活中挑选。

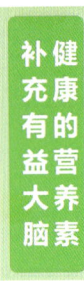

ω-3多不饱和脂肪酸
三文鱼、海鲈鱼、藻油和坚果

维生素E
植物油、麦胚、坚果、豆类、谷类

类黄酮等
深色蔬果、茶、豆制品等

维生素B₁₂
肉类、动物内脏、鱼、禽蛋类

优质蛋白
蛋类、奶类、豆类、鱼虾、瘦肉等

其他营养素
维生素B₆：白肉、豆类、

水果、蔬菜等
叶酸：梨、莴苣、柑橘、香蕉等
膳食纤维：蔬菜、水果、豆类粗粮及菌藻类等

含胆碱膳食
鸡蛋、肉类、水产品、奶类、西蓝花、豆类

益脑食物该怎么选[6]

还有就是认知训练，也已被证实是缓解病程进展的有效手段，主要包括以下训练。

记忆力训练：如背诵家庭地址、电话号码、诗词等；讲故事、回忆往事、游戏训练等；

注意力训练：拼图、填色、棋牌等游戏；

定向力训练：辨别家庭成员与陌生人照片、时间辨别游戏、给动物找家游戏等；

语言交流训练：根据不同语言功能设置训练内容，鼓励多讲，不要怕说错；

视空间与执行能力训练：如厕训练、开关电视、穿衣洗浴、银行取钱等训练；

计算能力训练：账目计算、做算术题、背乘法表等。

如今，人工智能领域的多模态大模型不断发展，展现了许多新的"能力"，可将以上各种认知训练内容整合，并提供训练框架，快速创建个性化的训练游戏，更好地进行交互和训练任务。

非药物治疗内容很多，还包括规范的生活方式，适当的心理按摩，积极适量的健康运动等。每一种措施都像是一块拼图，最终拼凑出大脑的健康蓝图。

结语

我们都会老去，我们都不想"记不清来时的路，恍惚了去的方向"。

疾病可能曾偷走我们的记忆，却不能始终捆绑住我们前进的脚步。阿尔茨海默病虽然可怕，但它并非不可战胜。通过科学的评估诊断，不断涌现的新治疗及精心的护理，可以有效延缓病情的进展，提高患者的生活质量，最终达到治愈的目标。

寒冬虽冷，曙光已至，在这个记忆的无尽黑洞里，一道光芒缓缓射入。相信我们终将赶走这"脑海中的橡皮擦"，留下属于每个人珍贵的记忆。

参考文献

[1] Hendrix S B, Mallinckrodt C, Wassom M, et al. Time saved in disease progression for treatments in AD (including 3 monoclonal antibodies and 2 other promising treatments)[J]. Alzheimer's & Dementia, 2023, 19: e083240.

[2] Atri A. Translating AD clinical trial results to meaningful benefits:

expectations, definitions, challenges and opportunities[J]. Alzheimer's & Dementia, 2023, 19: e077766.

[3]Tahami Monfared A A, Tafazzoli A, Ye W, et al. Long-term health outcomes of lecanemab in patients with early Alzheimer's disease using simulation modeling[J]. Neurol Ther, 2022, 11(2): 863-880.

[4] Boyle P A, Wilson R S, Aggarwal N T, et al. Mild cognitive impairment: Risk of Alzheimer disease and rate of cognitive decline[J]. Neurology, 2006, 67(3): 441-445.

[5] Miranda A, Gómez-Gaete C, Mennickent S. Role of mediterranean diet on the prevention of Alzheimer disease[J]. Rev Med Chil, 2017, 145(4): 501-507.

[6] 徐芳成琳, 周慧芳. 老年阿尔茨海默病病人饮食干预进展 [J]. 护理研究, 2020, 34(9): 1597-1599.

防治耳聋，畅听未来

陶永

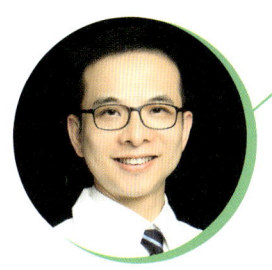

陶永

上海交通大学医学院附属第九人民医院耳鼻咽喉—头颈外科副研究员，主治医师，博士生导师。率先开展遗传性耳聋的基因编辑治疗；主持国家级课题三项，省部级课题三项；以第一或通讯作者发表于《自然》（Nature）、《自然-通讯》（Nature Communications）、《信号转导和靶向治疗》（Signal Transduction and Targeted Therapy）、《分子治疗》（Molecular Therapy）、《尖端科学》（Advanced Science）、《听力研究》（Hearing Research）等期刊。获评国家自然基金委优秀青年基金、上海市"浦江人才"、上海市卫健委"优秀青年医师培养计划"、上海市教委"东方学者"、上海交通大学医学院"双百人"。

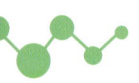
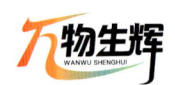

引言

听觉作为人类的六大感官之一，是一个复杂而精妙的生理过程。外界声源振动产生声波，声波经外耳收集、中耳传导，到达内耳。内耳中的毛细胞犹如神奇的"转换器"，能将机械振动转化为电信号，这些电信号再经神经传导至大脑，最终让我们感知到声音。听觉环路上任何一个环节出现问题，都可能引发耳聋。耳聋是指听觉系统在传音系统（如中耳病变）、感音系统（以耳蜗毛细胞受损为主）、神经传导系统（包括听神经和中枢神经系统病变）等方面出现异常。临床上，我们将只能听到25分贝以上声音的情况定义为耳聋，26~40分贝为轻度聋，41~60分贝为中度聋，61~80分贝为中重度聋，超过81分贝为重度聋，若听阈超过90分贝，则为极重度耳聋。世界卫生组织2021年发布的数据显示，全球中度耳聋患者高达4.3亿人，其中遗传性耳聋也就是我们常说的先天性耳聋患者约2.5亿人。据我国残联统计，听力及言语障碍患者达2700万人次，占全国残疾人总数的三分之一，这一比例令人震惊。

耳聋带来的影响远不止听觉障碍。对于老年人而言，听力下降不仅会降低生活质量，还可能导致声音信号接收能力减退，进而增加患阿尔茨海默病等相关疾病的风险。对于儿童来说，耳聋更是一种致残性疾病，严重影响语言发育和社交能力。而遗传性耳聋作为感应神经性耳聋的主要病因，约占整个感应神经性耳聋的65%，在我国也是常见的出生缺陷疾病，仅次于先天性心脏病。我国现有遗传性耳聋患者达1600万人，且每年新增听力障碍儿童超过1.5万人。因此，探索遗传性耳聋的有效预防和治疗方法迫在眉睫。

本文主要从遗传性耳聋的诊断、预防，以及人工听觉植入和耳聋基因治疗两种治疗策略进行介绍。

遗传性耳聋的诊断与预防

听觉传导是一个复杂的过程。声音首先由外耳收集，外耳道内的鼓膜受到声波刺激后振动，三块听小骨将振动传递至耳蜗内的淋巴液。淋巴液的波动促使耳蜗毛细胞的纤毛摆动，进而激活毛细胞上的离子通道，使机械能转化为电能。这些电信号通过突触传递给神经纤维，引起神经元去极化，经过各级神经处理后，最终在颞叶皮层形成听觉感知。由于听觉传导

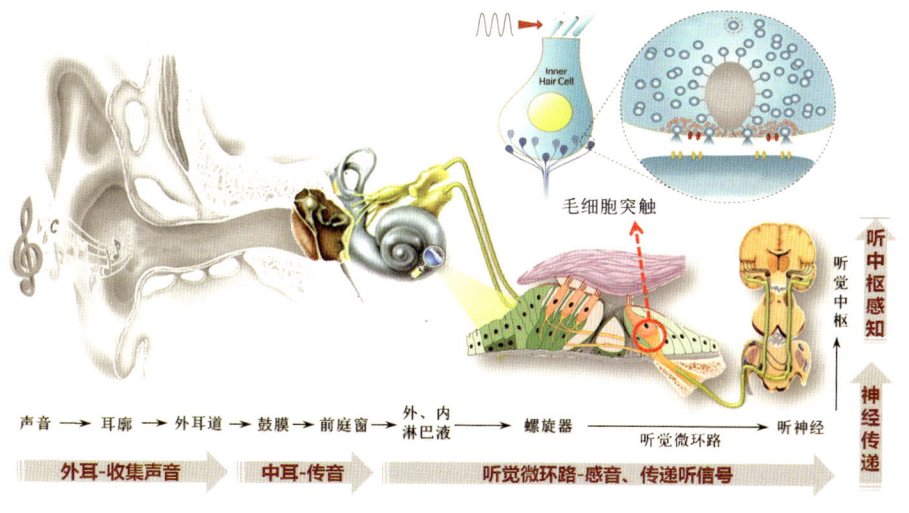

听觉传导通路示意图

环节众多，任何一处出现病变都可能引发听力障碍。临床研究发现，耳蜗病变是导致耳聋最常见的原因，尤其在遗传性耳聋患者中，多数是由于耳蜗功能受损所致。

以前，听力诊断主要依赖听觉生理学检测方法。对于新生儿，由于其无法配合检查，我们通常在其睡眠或麻醉状态下，采用耳声发射、听性脑干诱发定位、多频稳态听觉诱发反应等技术来检测电生理情况。对于成人，则在其清醒状态下，佩戴耳机听取不同频率和强度的声响，通过回答是否听到的方式进行测试，同时结合言语测评，以此来判断其听力水平。这种传统诊断方法能初步定性和定量评估听力，但存在一定局限性。

随着科技的飞速发展，耳聋的诊断已经从定性、程度的诊断到了病因的诊断。1977年，第一代DNA检测技术诞生，此后基因检测技术不断革新，广泛应用于基因组研究、疾病诊疗、药物研发和育种等领域，也为耳聋诊断开辟了新途径。第一代测序技术虽能检测突变基因，但耗时久、成本高。第二代测序技术，即边合成边连接的测序方法，实现了大规模平行测序，大大提高了检测效率。我国的华大基因公司在二代测序技术研发及相关工具设备创新方面成果显著。如今，三代测序技术采用纳米孔单分子测序方法，进一步提高了测序精度，缩短了测量时间，更适用于大规模组学检测。技术的进步不仅提升了检测精度，还大幅降低了成本。在2001年，检测一个人的全基因组成本高昂且耗时漫长；到2007年，仍需花费100万美元，且耗时三个月；2015年，全基因组测序成本已降至1000美元以下；现在全基因组测序的成本仅100～200美元。基于此，我们现在能够为听力下降患者进行基因检测，以明确是否患有遗传性耳聋及其病因。

目前研究发现，儿童听力下降人群中，65%是由遗传因素导致的。从毛细胞到听神经环路中的病变均能导致感音神经性听力损失，通过基因检测，我们已鉴定出 150 多种与耳聋相关的基因，如 *GJB2*、*SLC26A4* 及 mtRNA 突变等，这些基因在我国人群中较为常见。它们主要影响耳蜗中的毛细胞功能，以及支持细胞、边缘细胞等，破坏耳蜗微环境，最终导致耳聋。听神经病（AN）谱系障碍是一类特殊的感音神经性听力损失，患者常表现出听觉信号时阈处理功能不足、与纯音测听下降程度不符的言语识别困难。听神经病遗传性分子机制复杂，得益于分子生物学及遗传学技术发展，对于 AN 的病因及病变部位的分型已更为深入。目前已知 *SLC17A8*、*OTOF*、*CaBP2*、*PJVK*、*DIAPH3*、*AIFM1*、*OPA1*、*MPZ* 及 *PMP22* 等基因突变可导致听神经病。根据环境因素、致病基因在听觉环路中的累及部位，听神经病可分为突触前型（累及内毛细胞）、突触型（累及内毛细胞带状突触）和突触后型，对听神经病患者病因的明确分型将有助于干预方式的选择，以获得最佳听力恢复[1]。

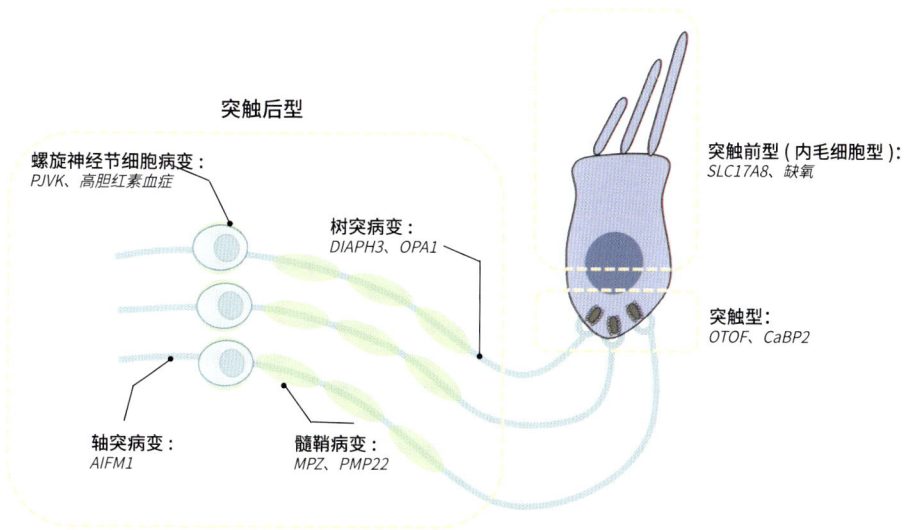

听神经病常见致病基因与累及部位

如今，我们将听力学检查与基因学检查相结合，实现了对耳聋患者表型和基因型的同时鉴定。这样不仅能明确患者听力下降的程度，还能精准找出病因，从而评估高危因素，为患者及其后代提供个性化的干预策略，并预估治疗效果。虽然目前基因检测费用仍相对较高，但随着技术的不断发展，未来有望实现全人群的耳聋基因检测。通过基因检测，我们可以深入了解耳聋的突变类型、遗传模式、遗传背景、基因修饰等信息，再结合听力学表现、听损程度、发病时间和其他相关症状，实现对耳聋患者的精准诊断。精准诊断涵盖出生前（包括孕前胚胎植入前诊断和产前咨询诊断）及新生儿的听力筛查，若有问题则进行早期诊断干预以及迟发性耳聋基因检测和耳聋易感基因筛查等各个阶段。

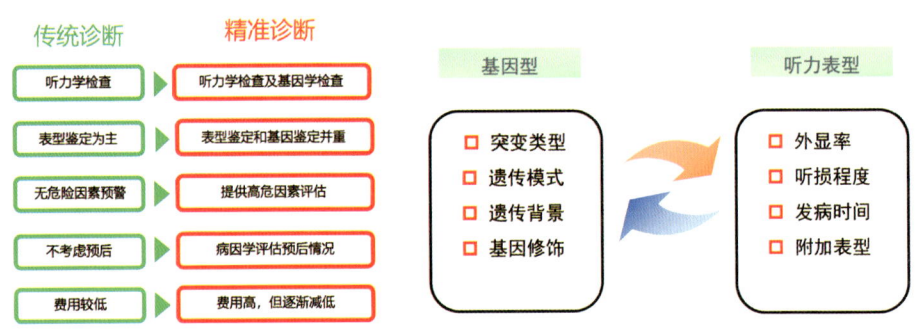

遗传性耳聋精准诊断的优势

基于精准诊断，我们提出了遗传性耳聋的三级预防策略，包括一级预防、二级预防和三级预防。

一级预防旨在降低出生缺陷率，主要针对有耳聋家族史或已生育过聋哑孩子的夫妇。预防措施包括婚前体检、遗传咨询、选择最佳生育年龄，以及孕前和孕早期的保健，如合理营养、预防感染、谨慎用药等，同时加强优生优育教育，采取有效干预措施，减少危险因素，从源头上预防出生缺陷。

二级预防主要在孕期开展，通过产前筛查、对高风险人群进行羊水染色体检测，以及利用B超等物理诊断手段监测胎儿发育情况，如在早孕停经11～13周时，通过彩超测量胎儿颈项透明层，排除唐氏综合征；在6～8个月胎龄时，进行彩超胎儿系统检查，排查神经管畸形、外耳畸形等异常情况，实现早发现、早诊断、早干预，减少缺陷儿的出生。

三级预防针对出生后发现的听力障碍儿童。通过新生儿听力筛查，一旦发现问题，立即启动标准化干预流程，包括内外科治疗和康复训练，避免因听力下降导致残疾。目前，上海已建立了完善的新生儿听力筛查系统，对于连续三次听力检测有问题的儿童，会安排专人跟进，确保其尽早接受医学干预，减少耳聋对其生活和学习的影响。

通过这三级预防策略，遗传性耳聋的发病率正逐渐降低。我们建立了一套完整的遗传性耳聋防控技术体系，通过对高危人群的筛查，对育龄女性的一级预防，对耳聋的产前诊断即二级预防，以及对新生儿听力和基因联合筛查即三级预防，有效降低了耳聋的发生率。

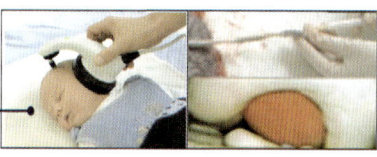

耳聋的三级预防

人工听觉植入治疗策略

对于已经确诊耳聋的患者，目前主要的临床治疗方法是人工听觉辅助技术。人工听觉技术是通过人工干预的方式改善听觉功能的一系列技术，它可以替代听觉传导通路中部分受损的功能。常见的非植入式人工听觉技术装置就是助听器，能放大声音。这里我们重点介绍植入式人工听觉技术，包括人工耳蜗、人工听觉脑干等。

人工耳蜗

人工耳蜗是一种通过对耳蜗内功能完好的听神经施加脉冲电刺激来产生听觉的装置，其工作原理与助听器不同。它的处理器能将外界声音转化为电信号，直接刺激耳蜗神经。人工耳蜗由植入部分和体外部分组成。体外部分包括麦克风、语音处理器和信号发射器；植入部分位于颞骨，包含信号接收与解码模块以及刺激电极阵列。当外部声音被麦克风收集后，经过语音处理器处理，转化为电信号，通过信号发射器传输到植入部分，刺激电极释放电信号，直接刺激耳蜗中央的蜗神经纤维，使患者产生声音感知。

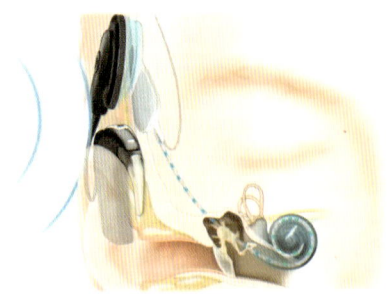
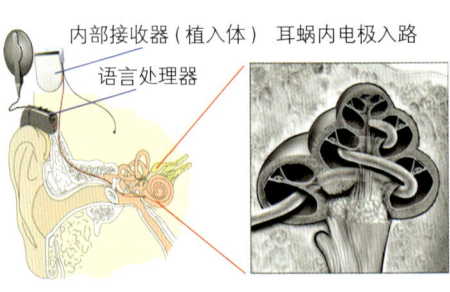

人工耳蜗植入示意图

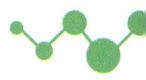

人工耳蜗由澳大利亚和奥地利的三位教授于1978年共同研发成功，并在澳大利亚墨尔本完成了全球首例多通道人工耳蜗的植入。1995年，人工耳蜗引入我国并完成首例植入手术。目前，全球人工耳蜗植入总人数已超过100万，其中双侧植入比例约为15%，儿童植入者占比超过一半。尽管人工耳蜗技术已帮助大多数耳聋患者恢复听觉，但全球每年仅有约四分之一的重度耳聋患儿能够接受人工耳蜗植入，这在不发达国家尤为明显，主要原因是经济因素限制。在欧洲发达国家，每100万人口中约有500名患者接受人工耳蜗植入，其中包括遗传性耳聋和老年性耳聋患者；全球平均水平为每100万人口中有8名植入者；我国每100万人口中约有61名植入者，虽然高于全球平均水平，但与发达国家仍存在差距，特别是在老年植入患者数量方面。

人工耳蜗的适应证主要是重度及极重度耳聋患者。我们提倡早期植入，一般在儿童半岁以后，一旦发现听力问题，即可考虑植入，这样可以避免错过儿童言语发育的关键时期。目前，除了单耳植入，我们还倡导双耳同时植入，同时结合助听器等听觉辅助设备，以提高听觉效果。不过，双耳同时植入的费用较高，在国内推广存在一定困难。对于单侧耳聋患者，也可以考虑使用人工耳蜗。过去，人工耳蜗植入存在诸多限制，如耳蜗畸形、骨化、听神经病、脑白质异常等情况。但随着循证医学的发展和临床随访经验的积累，我们发现许多存在这些问题的患者仍能通过人工耳蜗植入获得有效的听觉改善，因此现在对于这些情况，只要条件允许，我们仍建议进行人工耳蜗植入，以提高患者的生活质量。

近年来，人工耳蜗技术不断向智能化、小型化方向发展。20世纪80年代早期人工耳蜗体积庞大，尤其是言语处理器，使用极为不便。2000年以后，人工耳蜗的外机逐渐小型化，设计更加美观，与耳朵的贴合度更好；

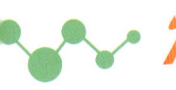
AI+ 生物医药材料前沿

内机也变得更小,降低了植入难度,甚至出现了一体机。除了设备的改进,人工耳蜗在手术技术方面也取得了很大进步,目前倡导微创化手术,旨在保护患者的残余听力和耳蜗内结构。许多听力下降的儿童并非完全丧失听力,保留残余听力不仅有利于术后康复,还为未来可能的内耳给药、干细胞治疗和基因治疗创造更好的条件。

电极作为直接植入耳蜗的关键部件,其设计对残余听力和耳蜗结构的保护至关重要。目前,电极的发展趋势主要包括个性化定制、材料创新和结构优化。通过术前计算机断层扫描(CT)三维重建,我们可以了解患者耳蜗的长度和形态,为其定制匹配的电极,这样既能让患者听到更多频率的声音,又能减少对耳蜗结构的损伤。随着材料科学的发展,软电极、柔性电极及贴轴电极等新型电极不断涌现。软电极和柔性电极可以更好地适应耳蜗的复杂结构,减少对耳蜗组织的损伤;贴轴电极能够更接近神经元,实现更有效的刺激。此外,电极的直径也在不断缩小,现在一些电极直径极细,仅需开 0.8 毫米的小孔即可完成植入,大大降低了对耳蜗的损伤。

植入体也在不断改进,更小、更轻便的植入体成为研发方向。目前,最轻的植入体仅重 7.6 克,佩戴起来几乎没有异物感,尤其适合头颅较小的低龄儿童,对其生长发育的影响更小。另外,由于传统人工耳蜗的磁性结构会影响磁共振检测,而磁共振成像(MRI)是检查颅内病变的重要手段,因此科学家们正在研发能够兼容 MRI 检测的人工耳蜗植入装置。通过创新磁体设计,使患者在植入人工耳蜗后仍能进行 MRI 检查,不会对后续神经系统疾病的诊断造成阻碍。

言语处理器是人工耳蜗的核心装置,它负责将外界声音重新编码,让患者能够理解和处理声音变化。通过改进编码策略、增加自动增益控制和防水、防尘、防震（三防）功能，言语处理器的性能得到了显著提升。现在，人工耳蜗植入患者在噪声环境下的言语识别率大幅提高，甚至能够欣赏音乐。以往的人工耳蜗只能让患者听到简单的声音，在嘈杂环境中难以辨别言语，更无法欣赏复杂的音乐。如今，随着技术的进步，人工耳蜗不仅能适应不同的环境，还具备防水功能，患者在洗澡、游泳等日常活动中也无需担心设备损坏，极大地提高了患者的生活便利性。目前全植入式人工耳蜗的研发也有所突破，相信不久的未来会出现没有体外机的人工耳蜗，这将极大减少人工耳蜗的佩戴禁忌。

手术机器人在人工耳蜗植入领域的应用也是当前的研究热点。由于耳科手术操作精细，人工耳蜗植入对精度要求极高，人手操作时难免会有轻微抖动，存在一定风险。手术机器人配备人工感应器，能够实现更稳定、更精准地操作。目前，已有部分医院开展了手术机器人辅助人工耳蜗植入的临床试验，但该技术仍处于研发阶段，未来有望成为人工耳蜗植入的重要发展方向。

人工听觉脑干

当耳聋是由听觉中枢问题导致且无法通过人工耳蜗解决时，如先天性耳聋患儿中有8%存在蜗神经问题而无法进行人工耳蜗植入，人工听觉脑干植入则成为有效的治疗手段。人工听觉脑干植入系统主要针对双侧听神经中断或耳蜗无法植入的患者，它通过电刺激脑干中的蜗神经核，为患者提供听觉感知，辅助其进行声音识别和交流。该系统的装置及声音信号的处理模式与人工耳蜗类似，但其植入电极更宽大，刺激电极数量更多，能够绕过受损的耳蜗神经。

人工听觉脑干植入最早应用于神经纤维瘤病Ⅱ型患者，这是耳鼻喉科

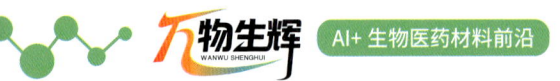

中极为复杂且致死率高的疾病，患者会出现双侧听神经瘤。1979年，美国的豪斯（House）耳科研究所完成了首例人工听觉脑干植入手术，患者植入球形电极后能够感知声音，但尚不具备言语识别能力。1992年，多通道人工听觉脑干问世并应用于临床。2000年，美国FDA批准了首例商品化的人工听觉脑干植入产品。2016年，出现了可进行MRI检测的更先进的产品。

在国内，上海交通大学医学院附属第九人民医院是率先开展人工听觉脑干研发的机构。经过6年的自主研发，吴皓教授团队成功设计并生产出国产的人工听觉脑干装置。该装置具有重量轻、体积小、牢固耐冲撞、调机灵活等优点，2021年已完成了整体研发、巡检和动物实验，并申请专利，实现成果转化。

在研发人工听觉脑干的过程中，吴皓团队还开展了听觉中枢可塑性的相关研究。通过结合跨模态功能连接研究，深入了解听觉发育过程中枢神经系统的可塑性变化，以此优化人工听觉植入装置的性能。

耳聋基因治疗策略

虽然人工听觉植入技术能让患者获得听觉感知，但听到的声音与自然聆听仍存在差异。而耳聋基因治疗有望从根本上治愈遗传性耳聋，让患者真正听到自然的声音。

基因治疗是指运用工程技术将正常基因导入患者细胞内，纠正缺陷基因，从而根治疾病。自1989年首例基因治疗开展以来，全球已有近3000例基因治疗临床试验，目前临床上也有几十种基因治疗药物，用于治疗神经系统、眼科、肺部、血液等多种疾病。

耳蜗是进行基因治疗的理想器官。一方面，耳蜗是一个相对封闭的结构，外部有骨性蜗壳，内部有螺旋板，且内外都有血迷路屏障。在耳蜗内注射基因治疗药物时，药物不会扩散到全身，安全性较高。另一方面，耳蜗中感受声音的毛细胞数量相对较少，约1.5万个，研究表明，修复其中3千个毛细胞即可实现听觉恢复，这在基因治疗领域中属于细胞数量较少的治疗对象。此外，内耳基因治疗是目前唯一能够从病因上治疗耳聋的方法，因此具有重要意义。

在全球范围内，基因治疗领域有超过2000多项临床研究，然而关于耳聋基因治疗的不到10项，有效性和安全性仍需要更多验证。目前的耳聋基因治疗研究主要以小鼠为实验对象，小鼠和人类在身体发育和结构上存在很大差异。因此，在进入临床试验之前，需要进行非人灵长类动物的试验，如猴子的基因治疗有效性和安全性验证。猴子与人类的听觉发育结构相似，上海交通大学医学院附属第九人民医院已建立非人灵长类的听觉基因治疗中心，开展相关研究，希望在新型内耳载体研发方面取得突破，

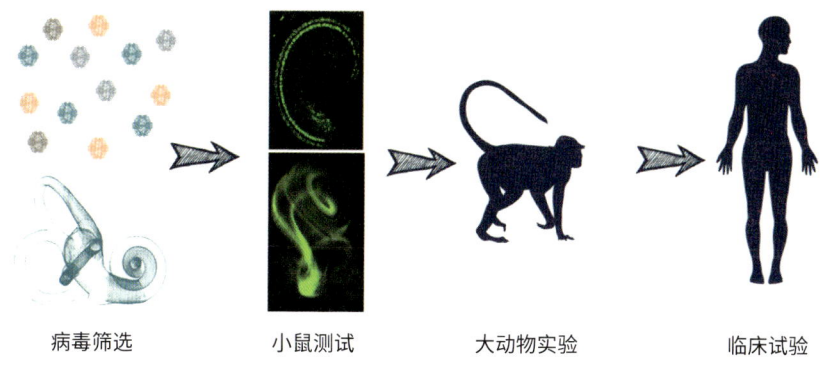

遗传性耳聋基因治疗临床前验证流程

先在遗传性耳聋小鼠上验证有效性，再在猴子等大动物上验证安全性，为临床研究提供有力支持，推动遗传性耳聋基因治疗的发展。

基因编辑工具的出现为耳聋基因治疗带来了新的希望。2020年，基因编辑技术获得诺贝尔化学奖，以CRISPR – Cas9技术为代表的基因编辑技术，可以高效精准地实现基因组的单个碱基编辑。它就像一把精确的"分子剪刀"，能够在基因组的特定位置进行切割和修改。Cas9蛋白能够结合到DNA，进行双链断裂，并置换有缺陷的DNA片段。这个工具目前已广泛应用于生物医学、动植物等科研领域，彻底改变了生物医学的发展且目前看来其脱靶率较低，安全性较好。

问答

1. 请问与遗传性耳聋相关的基因有几个？基因治疗是针对几个基因同时进行吗？

目前已鉴定出约150多个与遗传性耳聋相关的基因。但随着大规模人群基因筛查的开展，发现越来越多复杂的基因与听觉相关，尤其是一些影响耳聋易感性的基因，这些基因的突变可能不会影响发育，但会增加早发性听力障碍的风险，目前对这类基因的了解还比较少。

现阶段，基因治疗主要以单基因为主，因为单基因治疗相对更容易。不过，我们也在开展双基因突变的基因治疗研究。从技术层面来讲，治疗单基因和双基因突变的难度相近，在实验室中都具有可行性。但在临床应用方面，双基因突变或多基因导致的遗传性耳聋患者相对较少，目前临床上仍以单基因突变或单基因的复合杂合突变治疗为主，多基因治疗在临床应用上存在一定局限性。

2. 在日常生活上注意什么可以预防老年听力下降？

随着中国人口老龄化加剧，越来越多的老年人开始关注听力下降问题。预防老年听力下降，可从以下几个方面着手：

定期体检：定期进行听力检查，有助于早期发现听力下降。

及时就医：如果已经出现听力下降，应及时前往医院就诊。对于中度听力下降患者，助听器通常是有效的干预手段；而对于极重度听力下降患者，则可考虑人工耳蜗植入等更积极的治疗方式。

加强科普与健康管理：听力下降在一定程度上是自然衰老的过程，但通过科普宣传，可提高老年人对听力保护的重视程度。此外，人体的衰老过程，也是一个自然的过程。随着年龄的增长，人的寿命在延长，可耳蜗的功能却没有随之增强，而且耳蜗内的绝大多数细胞和神经一样，不可再生，一旦受损，很难修复。我们正在开展相关研究，寻找干预靶点，期望通过早干预，降低老年性耳聋的发病率。同时，要控制好高血压、糖尿病等基础疾病，减少噪声暴露，注意健康饮食和生活方式，避免过度劳累，这些因素都可能影响听力，综合预防才能更好地保护老年人的听力。

参考文献

[1] 孙怡琳，金晨曦，冯宝怡，等. 听神经病的基因治疗现状 [J]. 中华耳鼻咽喉头颈外科杂志，2024, 59(5): 510-518.

营养调控肠道菌群：防治慢性病

张晨虹

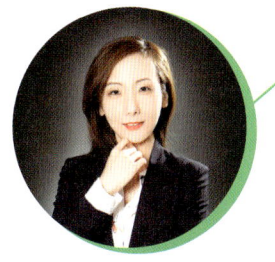

张晨虹

上海交通大学生命科学技术学院、微生物代谢全国重点实验室研究员、博士生导师。入选第四批国家"万人计划"青年拔尖人才、国家自然科学基金"优青"、仲英青年学者、上海市教委曙光人才计划、上海市科委青年科技英才扬帆计划等。担任中国微生物学会微生物组专业委员会委员、中国生物物理学会肠道菌群分会委员、上海市微生物学会基础微生物专业委员会委员、上海市预防医学会微生态专业委员会委员等。研究方向为营养调控肠道菌群与代谢性疾病，以第一作者或通讯作者在国际上具有影响力的杂志《科学》（Science）、《细胞》（Cell）、《细胞代谢》（Cell Metabolism）、《自然-通讯》(Nature communications)、《微生物组》(Microbiome) 等发表论文。2022～2024 连续三年入选科睿唯安"全球高被引科学家"。

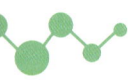 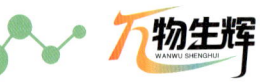

引言

我们体内居住着数以万亿计的微生物伙伴,它们主要生活在肠道里,构成了一个精密的生态系统。这些肠道菌群不仅是消化助手,更是健康守护者。它们能合成人体必需的营养物质,调节免疫系统,甚至影响我们的代谢平衡。现代研究发现,这些肉眼看不见的微生物与肥胖、糖尿病等慢性病密切相关,当菌群生态失衡时,可能引发连锁代谢异常。肠道菌群从出生就开始建立,分娩方式和喂养方式决定了最初的微生物组成。这些微生物以我们吃下的食物为原料,进行着复杂的发酵工程,比如当摄入充足的膳食纤维时,它们会产生有益健康的短链脂肪酸,帮助控制血糖、抑制炎症;但若长期高脂、高蛋白饮食,则可能产生损伤血管的代谢废物。通过调整饮食结构,特别是增加全谷物、蔬菜等富含膳食纤维的食物,可以有效优化菌群组成。这种干预不仅能改善肥胖患者的代谢指标,对遗传性肥胖也显示出调节潜力。更令人振奋的是,移植健康菌群的新疗法,已成功帮助糖尿病患者缓解神经病变等并发症。这些突破性进展揭示:维护肠道菌群平衡,可能成为预防和治疗慢性疾病的新突破口。

肥胖及相关慢性病大流行

全球肥胖流行趋势与社会经济发展呈显著正相关。美国20世纪80年代肥胖患病率还较低，到2014年全美各州均达高流行强度。发展中国家同样面临挑战，中国2016年肥胖人口达8960万，2021年研究显示约50%成年人达肥胖标准，青少年发病率攀升尤甚。医学界定肥胖采用体质指数（body mass index，BMI）体系：世界卫生组织（WHO）标准将 $25.0 \sim 29.9 \text{ kg/m}^2$ 定为超重，$\geq 30.0 \text{ kg/m}^2$ 为肥胖；中国修订标准为 $24.0 \sim 27.9 \text{ kg/m}^2$ 属超重，$\geq 28.0 \text{ kg/m}^2$ 即肥胖。中心性肥胖诊断标准存在差异：世界糖尿病联盟设定中国男性腰围 > 90cm/ 女性 > 80cm，中华医学会标准为男性 > 90cm/ 女性 > 85cm。肥胖作为独立危险因素，显著增加糖尿病（全球10% ~ 15%成人患病，我国11.6%确诊）、高血压等慢性病风险。糖尿病并发症（视网膜病变、肾病等）及4.993亿前期人群构成重大医疗负担。

尽管遗传因素（如特定基因突变）在部分肥胖个案中具有相关性，但近30年肥胖发病率激增现象（与人类基因突变率存在显著差异）主要归因于环境因素，特别是生活方式改变包括膳食结构西方化等。工业化进程加速与肥胖流行趋势的时空一致性为此提供了重要佐证。生活方式的转变，特别是中国人群从传统饮食模式向西方化饮食结构的改变等综合性因素，与肥胖发生率的显著上升存在密切关联。当前研究重点在于揭示这些改变导致肥胖的具体分子机制，特别是聚焦于共生微生物体系在其中发挥的作用。

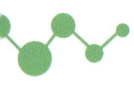 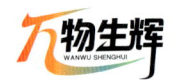

人是超级生物体

尽管人类在自我认知中作为独立的哺乳动物个体存在，实则与复杂的微生物群落形成共生体系[1]。人体体表皮肤及内部多个生理系统（包括口腔、消化道、生殖道、呼吸道等）均存在着数量庞大的共生微生物，其种类涵盖细菌、真菌、病毒、支原体、衣原体等类群，部分学者甚至将小型寄生虫纳入共生体系范畴。这种特殊的共生关系使得人类实质上成为由哺乳动物细胞与微生物共同构成的"超级生物体"。人体与微生物形成共生体系，其肠道菌群具以下特征：总重1~2公斤，细胞数量巨大（人体自身细胞数量的1.3~10倍），编码基因是人体自身基因组的100~100倍，承担多种人体必须但自身不能完成的功能。菌群建立始于分娩：顺产婴儿接触母体产道菌群，剖宫产暴露环境微生物，母乳喂养补充特定菌群，固体食物引入外源微生物，3岁前完成基础构建，成年期相对稳定。肠道系统类似恒化培养装置：未消化膳食纤维等物质构成菌群培养基，代谢产生双向产物。膳食纤维生成短链脂肪酸（丁酸供结肠60%~70%能量）等有益物质；红肉摄入则产生三甲胺等有害物。微生物代谢具底物依赖性，同一菌株因营养差异产生不同代谢物。人类健康状态并非单纯由宿主基因与环境互作决定，而是宿主基因组、微生物组与环境因素（特别是膳食结构）三方协同作用的结果。这种认知转变要求我们在健康评估和疾病干预中，必须综合考量微生物组与宿主之间的复杂互作机制。

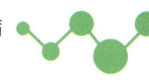

肠道菌群影响人体健康

20世纪初，1908年诺贝尔奖得主俄国科学家梅契尼科夫提出肠道菌群毒素导致衰老理论，认为微生物代谢产物毒性作用引发疾病，这与中医"粪毒入血，百病风起"理念相契合——"粪毒"指菌群产生的生物活性物质异常入血致病。早期研究受限于技术条件（肠道系统为"黑箱"），传统微生物学依赖粪便体外培养，仅能分离20%可培养菌种，且丰度比例失真。分子生物学突破带来转机：聚合酶链式反应（polymerase chain reaction，PCR）结合16S小核糖体核糖核酸（16S rRNA）基因测序实现非培养菌群解析，通过分子标记区分菌种，电泳条带反映丰度。2008年二代测序商用化推动高通量研究，全基因组测序精确鉴定物种组成、功能基因（如维生素合成）。多组学技术整合实现基因表达-代谢产物全维度解析，培养组学使可培养菌种数量提升30倍。技术革新实现三大跨越：①研究规模扩展至万人级队列；②研究深度延伸至功能机制；③研究范式转向多学科交叉。学界共识认为宿主基因组、微生物组与环境共同塑造健康，"机制不明查菌群"成为新思路，菌群介导的跨物种互作成为疾病机制突破口。现代技术可精准解析菌株通过免疫调节、代谢重编程影响宿主生理，推动研究进入机制验证阶段[2]。

在菌群与疾病的关联研究中，肥胖是最早被关注的研究方向。弗里·戈登教授（Jeffrey Gordon）团队2004年发现肥胖和瘦型人群菌群差异，移植实验证实肥胖菌群直接导致小鼠脂肪积累，首次揭示菌群调控宿主肝脏脂质代谢基因。有报道提出内毒素假说：革兰氏阴性菌脂多糖（lipopolysaccharide, LPS）穿透受损肠屏障引发慢性炎症，导致胰岛素抵抗。

我们团队的研究发现,阴沟肠杆菌 B29 在肥胖期占菌群 35%,减重后降至 0.5%,小鼠定植该菌可诱发肥胖、胰岛素抵抗及慢性炎症,符合科赫法则三项验证标准:患病个体高丰度、可分离纯化、健康宿主定植重现表型,确证其为致病菌株。肠道菌群与疾病有三类关联模式:①疾病继发菌群改变;②菌群直接致病;③遗传致菌群失调加剧表型。这使菌群具备诊断标志物、治疗靶点等多重价值。肠道调控策略分两类:非靶向策略通过整体调节实现健康增益,包括生活方式优化(运动/饮食)、菌群移植术(FMT)、益生元(菊粉/低聚果糖)、益生菌、合生元及厚生元;靶向策略含基因工程菌株、小分子调控、噬菌体疗法和 CRISPR 编辑。当前研究聚焦饮食调控(膳食纤维/益生元)和生活方式干预,其安全性和临床转化潜力优于基因编辑技术。

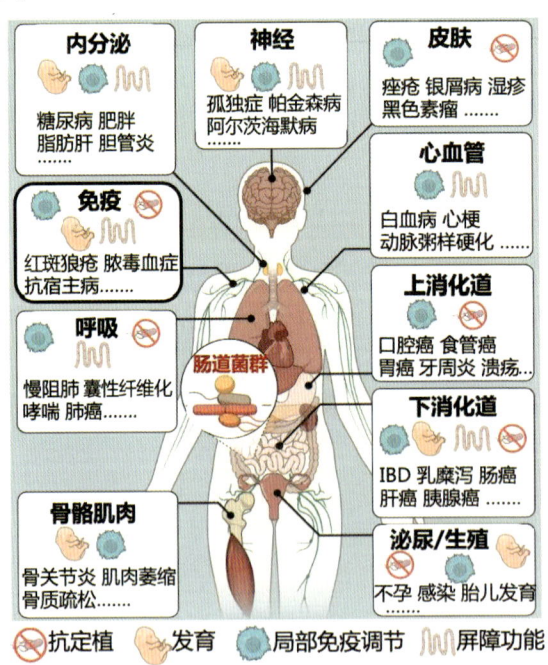

肠道菌群反映宿主的健康和生理状态,通过胞内胞外成分、代谢产物以及移位等调节人体免疫、代谢、神经系统,影响肠内外组织和器官病变风险

调控肠道菌群改善健康

膳食纤维

选择营养调控作为核心策略的生物学基础在于：人体肠道内定植着数量达 10^{13} ~ 10^{14} 量级的复杂微生物群落，其群落规模远超宿主细胞总量。通过膳食成分调控（如补充膳食纤维）可系统性优化菌群生态系统功能，相较单纯补充益生菌（仅占菌群总量 0.01% ~ 0.1%），营养干预能更有效重建菌群稳态。针对菌群的营养调控，膳食纤维是非常有效的选择。膳食纤维是非常复杂的碳水化合物，人体没有消化利用它的酶，但是肠道菌群有能够利用膳食纤维的酶，将其作为生长底物。细菌在无氧的环境下发酵膳食纤维，产生短链脂肪酸（SCFAs），如乙酸、丁酸、丙酸、戊酸、异丁酸。短链脂肪酸对于菌群来说是代谢废物，而对于人体来说是非常重要的一些物质[3]，比如：丁酸供应结肠上皮细胞更新的能量，丙酸调控肝代谢，乙酸影响摄食中枢。SCFAs 还通过促进调节 T 细胞分化、增强肠屏障抑制炎症，其生成菌减少与肥胖、糖尿病等风险正相关。PD-1/PD-L1 抑制剂疗效与菌群产丁酸能力相关，机制涉及 $CD8^+T$ 细胞调控。但是由于食品精加工，使得我们越来越难以摄入足够量膳食纤维，导致肠道中短链脂肪酸产生菌减少，短链脂肪酸水平不足。

我们的干预是通过膳食纤维摄入实现"人菌共惠"双重目标：在满足人体营养需求的同时，专项供给肠道内产短链脂肪酸菌群代谢底物。例如，174.9 公斤成年肥胖患者经 23 周膳食纤维主食替代（未联用药物/手术），体重降至 123.5 公斤；太原 123 名中心性肥胖患者同等周期干预后平均减重 9 公斤，伴随血压、血糖、血脂改善。针对儿童肥胖特殊性（无可用药物、手术高风险、需保障发育），2岁10月龄单纯性肥胖患儿（46公斤）经基因筛查排除遗传因素，5个月干预后体重降至30公斤且发育正常。临床观察显示，儿童极重度肥胖中遗传因素占比显著升高，其中普拉德-威利（Prader-Willi）综合征（15号染色体长片段缺失）具有典型性。此类患儿食欲亢进且摄食行为异常，常在幼年期即出现极重度肥胖并继发心脑血管疾病、2型糖尿病等严重并发症，预期寿命显著缩短。现行干预手段局限于严格饮食管控，但食欲抑制类药物无效且胃肠绕道手术受限于年龄因素，长期低热量饮食依从性较差。我们对一名14岁Prader-Willi综合征患儿（初始141公斤）进行膳食纤维干预，285天体重降至83.6公斤，持续400余天稳定在70公斤。然后我们在临床试验中纳入17例Prader-Willi及21例单纯性肥胖患儿，住院干预后所有亚组体重、血糖、血脂、肝肾功能及慢性炎症指标均改善。代谢组学显示干预后氧化三甲胺（TMAO）、硫酸吲哚酚等代谢毒素下降。我们这种针对肠道菌群的膳食干预方案在遗传性肥胖中依然有效。

在糖尿病干预方面，我们与医疗机构合作，在上海泗泾社区选取病程5~10年的2型糖尿病患者群体，实施高膳食纤维主食替代干预方案。实验设计采用阿卡波糖为基础药物治疗对照组，对比观察加用膳食纤维干预组的血糖调控效果。数据显示：干预组在糖化血红蛋白下降速度（3.2% vs 1.8%）及空腹血糖达标率（68% vs 45%）等核心指标上均显著优于单纯药物治疗组，证实膳食纤维强化干预可产生协同降糖效应[4]。通过宏基因组学分析，研究成功识别出对膳食纤维干预产生响应的特定肠道短链脂肪酸产生菌群。其代谢产物乙酸与丁酸通过激活肠道L细胞GLP-1分泌通路，促进胰岛素分泌，这从分子层面揭示了膳食纤维改善糖代谢的核心机制。值得注意的是，现行GLP-1受体激动剂类降糖药物（如司美格鲁肽、利拉鲁肽）通过外源性补充 GLP-1 发挥作用，而本干预方案通过内源性提升 GLP-1 分泌，实现了生理性血糖调控。代谢组学检测显示，干预后肠道内吲哚、硫化氢等抑制 GLP-1 分泌的毒性代谢物显著减少，形成双重作用通路。该研究首次完整阐明膳食纤维—菌群代谢—宿主内分泌轴在血糖调控中的级联反应机制，为基于微生物组靶向的糖尿病精准营养干预提供了理论依据。

非酒精性脂肪肝（NAFLD）与糖尿病的密切关联。临床观察显示，超过 80% 的非酒精性脂肪肝患者存在血糖代谢异常，其共同病理基础与胰岛素抵抗密切相关。当前临床上缺乏特异性治疗药物（国外虽有甲状腺激素受体激动剂等候选药物处于临床试验阶段），主要依赖生活方式干预。我们与上海交通大学程树林教授团队合作，研究通过对照实验评估不同干预方案效果：①"北极撑健步走"有氧运动组；②高膳食纤维饮食组；③运动＋膳食联合干预组；④空白对照组。经过 8.6 个月的干预后发现：联合干预组 91% 患者肝脏脂肪含量下降，单一运动组和膳食组有效率分别为 68% 和 86%，而对照组未出现显著改善。值得注意的是，各干预组均存在部分个体无应答现象（表现为肝脏脂肪含量不降反增）。通过肠道菌群分析发现：干预响应者在基线时具有更紧密的菌群互作网络（网络边数量显著多于非响应者）。这种基线特征能够有效预测个体干预效果——菌群互作关系密切的个体对生活方式干预响应更显著，为临床实施个性化干预提供了重要依据。研究证实，生活方式干预不仅改变菌群组成，更重塑了微生物生态系统：干预后菌群网络连接度增强，菌种间协同作用提升。这种生态重构与肝脏脂肪代谢改善直接相关，揭示了菌群网络动态在代谢干预中的核心作用。此项研究为基于微生物特征的脂肪肝精准治疗提供了新思路。

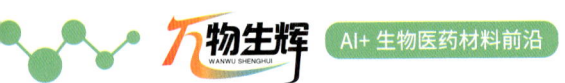

多囊卵巢综合征（PCOS）作为伴随女性全生命周期的内分泌疾病，在胎儿期、儿童期、青春期至老年期均存在显著影响，尤其育龄期患者面临严重生殖障碍（如不孕）。PCOS 的典型临床特征表现为高雄激素血症（雄激素水平显著升高）与高胰岛素血症（胰岛素水平异常升高），提示其与代谢失调存在密切关联。我们研究发现 PCOS 患者肠道菌群组成与健康人群存在显著差异。通过高膳食纤维饮食干预（日均摄入量 > 30g）肥胖伴高胰岛素血症及高雄激素血症的 PCOS 患者，观察到体重减轻、雄激素水平下降、血液胰岛素水平降低等代谢指标改善。同时，由高胰岛素血症引发的黑棘皮病出现肉眼可见的表观症状减轻。值得注意的是，研究实施过程中要求受试者采取避孕措施（因涉及多次影像学检查），但部分有 10～15 年不孕史的受试者未严格执行。干预 3 个月期间，3 例受试者意外妊娠并退出研究。该现象提示高膳食纤维干预可能通过调节肠道菌群对生殖功能产生改善作用。

菌群移植

除了膳食纤维干预，粪便菌群移植作为菌群干预的重要手段，其核心机制是通过处理健康供体的粪便菌群（经肠镜递送或制成胶囊制剂）重建患者紊乱的肠道菌群生态系统。该技术在医学领域的广泛应用始于《新英格兰医学杂志》关于艰难梭菌感染治疗的突破性研究，该研究证实粪便菌群移植对复发性艰难梭菌感染的治疗效果显著优于万古霉素。值得注意的是，粪便入药在我国传统医学典籍中早有记载，例如"金汁"的制作过程即涉及儿童粪便的特定处理工艺。目前美国 FDA 已正式批准将粪便菌群移植作为复发性艰难梭菌感染的一线治疗方案。全球范围内针对炎症性肠病、代谢性疾病（肥胖/糖尿病）及神经系统疾病（孤独症/抑郁症）的临床研究正在推进,其中脑-肠轴调控机制成为重点研究方向。我国多个省份已将其纳入临床治疗新技术目录,但必须强调供体筛选需遵循严格标准——包括排除传染病原体及多重耐药菌携带者等。美国曾发生两例因不规范操作导致多重耐药菌感染案例(含1例死亡),凸显规范操作的重要性。我们也针对糖尿病并发症患者进行了粪便菌群移植的尝试。糖尿病远端对称性多发性神经病变(即糖尿病周围神经病变)影响约半数糖尿病患者且缺乏有效治疗药物(近30年相关药物研发均止步于Ⅲ/Ⅳ期临床试验)。我们采用随机双盲安慰剂对照设计,对常规治疗无效患者实施健康菌群移植(对照组使用生理盐水模拟操作)。通过肠镜递送干预6个月后,移植组在多伦多临床评分、疼痛指数、焦虑抑郁量表及生活质量评估等维度均呈现显著改善,而安慰剂组未见明显变化。值得注意的是,供受体菌群生态特征的匹配程度与临床疗效存在相关性,这种现象类似于器官移植中的配型要求,但具体机制仍需扩大样本量来验证。

益生菌

益生菌也是大家熟知的针对菌群的干预方式。传统益生菌与新一代益生菌在概念与应用层面存在显著差异。传统益生菌涵盖长期应用于发酵食品及人体肠道分离的菌株(如双歧杆菌、乳杆菌等),根据我国现行《可用于食品的菌种名单》收录的菌种进行筛选。需特别指出,益生菌功效具有菌株特异性特征,如同属大肠杆菌(*Escherichia coli*),O157:H7菌株为高致病性菌株,而Nissle 1917则是已获批作为益生菌使用的。既往研究中出现的矛盾结论(部分研究显示特定症状改善而其他研究未达预期),可能与菌株选择差异密切相关。新一代益生菌开发强调机制导向的研究路径:首先通过组学数据分析明确目标菌株在疾病与

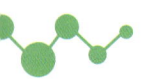
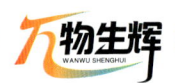

健康群体的差异分布,进而解析其作用机制(如减重机制需阐明具体靶点与代谢通路调控方式)。代表性探索对象包括阿克曼氏菌(*Akkermansia muciniphila*)及克里斯滕菌属(*Christensenella*)菌株等,这些微生物虽未列入传统益生菌目录,但具有长期肠道定植特性。其开发流程需参照药物研发标准,通过临床前至Ⅲ期试验验证特定适应证疗效。我们筛选的具体菌株包括:假小链双歧杆菌C95(临床观察显示其对膳食纤维干预响应显著,动物实验证实可改善高脂饮食诱导的肥胖及糖代谢紊乱),黏膜乳杆菌A1(动物模型显示其降低动脉粥样硬化斑块负荷及调节血脂作用),特定阿克曼氏菌株(肠炎模型显示抗炎活性),以及具有延长线虫寿命特性的鼠螺杆菌株(老年动物模型显示其改善肠屏障功能与糖代谢作用)。上述发现均处于临床前研究阶段,需进一步开展安全性评估及临床试验验证。

结语

在饮食调控与菌群健康管理方面,建议重点增加膳食纤维摄入(例如采用全谷物替代精制米面),同时参照中国传统的"七分饱"理念践行适度的饮食节制。现有研究显示,这种饮食模式不仅有助于改善代谢性疾病,还能通过调节肠道菌群产生积极的健康效应。需要说明的是,尽管微生物(包括细菌、病毒、真菌)常被大众视为致病源,但事实上这些微生物在地球生态系统中存在的时间远超人类,并在人体各种微环境中形成复杂的共生网络。我们应当重新审视宿主与微生物的共生关系:在制定健康策略时,既要考虑人体自身需求,也需关注共生微生物的营养底物供给,通过优化菌群代谢环境建立互利共生机制。这种协同作用在肥胖、糖尿病等代谢性疾病的预防管理中已显示出潜在价值。需要强调的是，尽管现有证据支持"健康菌群—宿主健康"的正向关联，但在具体实施中仍需结合个体差异制定干预方案。最终目标是建立稳定的菌群生态系统，为慢性病防控及健康寿命的延长提供支持[5]。

问答

1. 市面上现在有很多益生菌，一般都是多菌株的混合物，这些是否有效？普通人如何辨别质量或者真假？

当前益生菌市场呈现多元化发展趋势，以多菌株混合产品为代表的创新形式备受关注。但需理性看待其科学基础：多菌株组合虽理论上具备协同增效潜力，但现有产品多缺乏循证医学证据支持。目前仅有鼠李糖乳杆菌LGG、动物双歧杆菌BB-12及干酪乳杆菌张（LC-Zhang）等少数菌株积累了较多临床试验数据（包括双盲、安慰剂对照及多中心研究），在特定适应证中显示明确效果。市场现存的问题主要体现在三个方面：首先，混合菌株配伍缺乏代谢互作机制研究，多数产品仅简单叠加"益生菌"标签菌株；其次，部分企业存在夸大宣传现象，如以开颅手术后排气时间等非核心指标作为疗效依据；再者，产品标注存在合规风险，现行法规要求标注货架期活菌数，但多数产品仍以出厂活菌数误导消费者，实际摄入存活率更因存储条件和消化过程大幅降低。建议消费者优先选择菌株标识明确（需精确到菌株号）、具有充分临床研究背书的产品。从干预策略角度，相较于益生菌补充，通过膳食营养调控固有菌群可能是更优选择。需强调的是，当前益生菌产品多属食品或保健品范畴，其宣称的治疗功效需持审慎态度，相关领域仍待更严谨的科学研究推进。

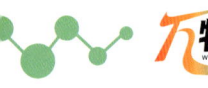

2. 大家对7分饱比较感兴趣,想知道7分饱,和菌群与健康的关系是什么?

科学界定义的节食干预指在保证营养均衡前提下,将进食量控制在正常摄入量的60%～80%(即6～8分饱),该模式已通过酵母、线虫、啮齿类及灵长类等多物种实验验证,证实其具有延长寿命及改善代谢的作用。人群研究显示,无论是持续70%热量摄入还是间歇性低热量饮食,均能显著改善血糖、血压等代谢指标。机制研究表明,节食通过多重通路发挥作用:调控生物节律基因表达、优化胰岛素信号传导,以及重塑肠道菌群结构。全生命周期维持70%进食量的小鼠模型中,乳杆菌(需确认学名)占比持续超过20%,其通过增强肠屏障功能减少菌源性抗原入血,从而抑制慢性低度炎症——该机制被证实是延缓衰老及代谢性疾病发展的关键环节。实践层面,七分饱的量化判断存在挑战。建议通过生理信号识别:胃部无明显充盈感、进食欲望减退、主动进食速度减缓。辅助策略包括延长进食时间以提高饱腹感知灵敏度,以及在产生惯性进食冲动时及时转移注意力等。值得注意的是,动物实验可通过精准控量实现70%摄入,而人类实际操作需结合个体代谢差异进行动态调整。

3. 关于水土不服是不是与肠道菌群有关系?

地理环境与人体适应性存在显著关联性,"一方水土养一方人"的科学内涵体现在地域性气候、饮食结构等环境要素对人体生理的塑造作用。跨地域迁移引发的适应性障碍(即水土不服)主要表现为胃肠道功能紊乱,其核心机制可能与肠道菌群重构密切相关。国际旅行者研究证实,迁徙行为可显著改变肠道菌群的组成与功能,这种微生物群落扰动被认为是导致便秘、腹泻等消化道症状的重要诱因。值得关注的是,传统经验医学中应对水土不服的措施（如携带原居地土壤）虽缺乏现代科学阐释，却与当前微生物移植理念存在潜在关联。现代研究进一步揭示：无论长期定居还是短期旅居，地域迁移均会对宿主菌群产生深远影响。女性群体研究数据显示，迁徙频率与菌群多样性变化呈正相关，这种微生物生态系统的适应性调整可能通过肠－脑轴影响宿主整体生理状态。建议跨地域人群关注饮食结构渐进式调整，必要时可考虑菌群定向干预以增强环境适应能力。

参考文献

[1]Lynch S V, Pedersen O. The Human intestinal microbiome in health and disease[J]. New England Journal of Medicine, 2016, 375(24): 2369-2379.

[2]Fan Y, Pedersen O. Gut microbiota in human metabolic health and disease[J]. Nature Reviews Microbiology, 2021, 19(1): 55-71.

[3]Makki K, Deehan E C, Walter J, et al. The impact of dietary fiber on gut microbiota in host health and disease[J]. Cell Host & Microbe, 2018, 23(6): 705-715.

[4]Zhao L, Zhang F, Ding X, et al. Gut bacteria selectively promoted by dietary fibers alleviate type 2 diabetes[J]. Science, 2018, 359(6380): 1151-1156.

[5]Kolodziejczyk A A, Zheng D, Elinav E. Diet－microbiota interactions and personalized nutrition[J]. Nature Reviews Microbiology, 2019, 17(12): 742-753.

新辅助免疫治疗：
局部晚期肺癌患者治疗的新希望

万诗乐 张鹏

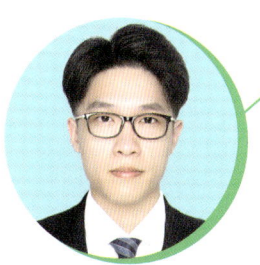

万诗乐

同济大学 2022 级临床医学胸外科学博士，从事肺部肿瘤精准治疗的临床与转化研究，撰写多篇肺癌诊疗的原创性科普文章，致力于普及肺癌诊疗的科学知识。

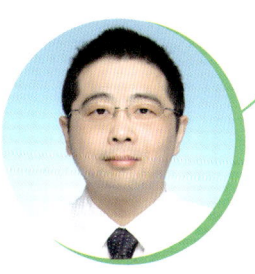

张鹏

同济大学附属上海市肺科医院副院长，胸外科主任医师，同济大学长聘教授和博士生导师。现任中华医学会胸心血管外科分会青委会副主任委员、中国生理协会呼吸生理专业委员会副主任委员。长期致力于胸部疾病的微创外科诊疗，尤其在胸部肿瘤的临床治疗方面积累了丰富经验。其研究聚焦胸部恶性肿瘤的基础与临床转化，牵头多项肺癌创新药物的新辅助和辅助治疗临床试验。先后主持国家自然科学基金委杰出青年基金、优秀青年基金等多个重要科研项目，近 3 年以通讯作者身份在《细胞》（Cell）、《肿瘤细胞》（Cancer Cell）等国际权威期刊发表多篇论文。在积极开展肺癌前沿研究的同时，课题组还创办了公众号"张鹏医生团队"，致力于科普肺癌诊断、治疗与康复知识。

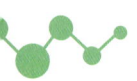
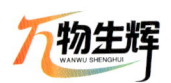

引言

  肺癌是世界最常见的恶性肿瘤之一,严重威胁人类健康,尤其在中国,肺癌的发病率和死亡率均居高不下。2022年,中国新增肺癌病例超百万,死亡病例达73.3万[1]。肺癌主要有两种类型:小细胞肺癌(SCLC)和非小细胞肺癌(NSCLC)。SCLC增长快、扩散早,治疗难度大;而NSCLC生长相对较慢,早期通过手术治疗有较好效果,但晚期患者仍面临复发和转移的高风险。尽管传统的治疗手段在改善生存率方面取得了一定进展,但局限性显而易见,不良反应较大而且疗效改善较为有限。近年来,免疫治疗作为一种新兴治疗手段,逐渐受到重视。特别是新辅助免疫治疗,通过在手术前激活患者的免疫系统,缩小肿瘤、增强抵抗力,为后续治疗打下良好基础。这一方法不仅提高了治疗效果,也为局部晚期肺癌患者带来了新的希望和更好的生活质量。

  本文将详细介绍肺癌的基本情况、传统治疗的局限性,以及新辅助免疫治疗的应用前景,希望为患者及其家属提供有价值的信息,也为公众了解这一领域的最新进展提供科普支持。同时,我们也希望通过本篇文章,能够让更多的人意识到,癌症并不是不可战胜的敌人,只要科学技术不断进步,我们就能找到更多的办法去对抗它,最终迎来战胜癌症的那一天。

新辅助免疫治疗：局部晚期肺癌患者治疗的新希望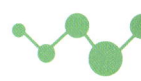

肺癌：不容忽视的挑战

　　肺癌发病率在我国恶性肿瘤中位居首位，对患者的身体健康造成严重影响，也给他们的家庭及整个社会带来了巨大的经济负担和心理压力。虽然传统的治疗方法，如手术、化疗和放疗，在一定程度上取得了进展，但对于那些病情发现较晚、癌细胞已经扩散的患者来说，这些方法的效果并不理想，复发和转移的风险依然较高。因此，科学家和医生们一直在努力寻找更有效的新治疗策略，以期改善这些患者的生存机会。

　　近年来，免疫治疗作为一种全新的癌症治疗手段，逐渐引起了人们的广泛关注和认可。免疫治疗的基本思路其实非常"聪明"——它通过增强患者自身的免疫系统来对抗癌细胞，而不是单纯地用药物或者手术去"剿灭"肿瘤。这就好像给人体内部的"防御军队"增加武器装备，让他们自己去打败癌细胞，进而取得战斗的胜利。特别是新辅助免疫治疗，它通过在手术前激活患者的免疫系统，不仅有助于缩小肿瘤体积，还可以让免疫系统在对抗癌细胞的过程中积累"作战经验"，从而在手术后更好地防止肿瘤的复发和扩散。这样一来，新辅助免疫治疗就好像是为"手术战役"打好了前哨战，让后续的治疗更加顺利。这种创新疗法为局部晚期肺癌患者带来了新的希望，让更多患者和他们的家庭看到了曙光。

　　更重要的是，新辅助免疫治疗的出现，不仅是一个医学上的突破，同时也给患者的生活质量带来了实实在在的改善。在传统的治疗方法中，化疗和放疗往往会给患者带来剧烈的副作用，如呕吐、脱发、极度的疲劳等。而通过免疫治疗，患者的副作用相对较小，生活质量可以得到更好的保障。正如一位接受新辅助免疫治疗的患者所描述的那样："在与癌症斗争治疗过程中，我依然能够正常地生活、工作和陪伴我的家人。"这就是免疫治疗带给患者的希望和力量。

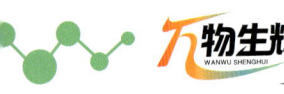 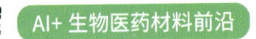

两种不同类型的"敌人"：小细胞肺癌与非小细胞肺癌

小细胞肺癌（SCLC）和非小细胞肺癌（NSCLC）就像"快攻型"和"慢攻型"敌人，有着截然不同的特点和策略。非小细胞肺癌是较为常见的一种，占所有肺癌的85%左右，而小细胞肺癌仅占15%[2]。非小细胞肺癌可以进一步分为腺癌、鳞状细胞癌和大细胞癌等不同类型。

小细胞肺癌好比是一支速度非常快的"游击队"，它生长迅速并且特别容易扩散。往往患者在确诊时病情已经到了晚期，因此治疗小细胞肺癌需要依靠化疗和放疗来一起对抗它。然而，正因为它生长得如此之快，治疗效果通常不理想，患者的生存概率也相对较低。

非小细胞肺癌则更像是一支"稳扎稳打"的敌人，生长速度相对较慢。对于早期的非小细胞肺癌，通过手术可以切除肿瘤，取得较好的治疗效果。但如果病情已经发展到中晚期，还需要结合化疗、放疗、靶向治疗甚至免疫治疗等手段。

了解不同类型肺癌的特点，对于制定合理的治疗方案非常重要。这就像是在战场上，只有了解了敌人的作战方式，我们才能制定出有效的对策。而新辅助免疫治疗的应用，让医生和患者在与癌症的战斗中有了更强的作战工具，为局部晚期肺癌患者提供了新的机会。

肺癌的幕后推手：流行病学特征

肺癌的发生与多种因素密切相关，其中吸烟无疑是最主要且最容易控制的危险因素。吸烟就像是给肺部点了一把"慢火",长期吸烟的人患上肺癌的概率比不吸烟的人要高出许多倍。香烟中的各种有害物质,尤其是焦油和尼古丁,就像是在肺部埋下了一颗"隐形炸弹",随时可能引爆癌症的发生。同时,空气污染也是一个不容忽视的危险因素。长期生活在空气质量差的地区,比如工业污染严重的城市,就好像每天都在吸"二手烟",细颗粒物(如 $PM_{2.5}$)能够轻易进入我们的肺部,长期累积就会对肺部健康造成严重威胁。此外,职业暴露,比如长期接触石棉、重金属等有害物质的人,患上肺癌的风险也会增加。这些有害物质就像是一群偷偷摸摸入侵的"敌人",它们会在不知不觉中破坏肺部的正常功能。

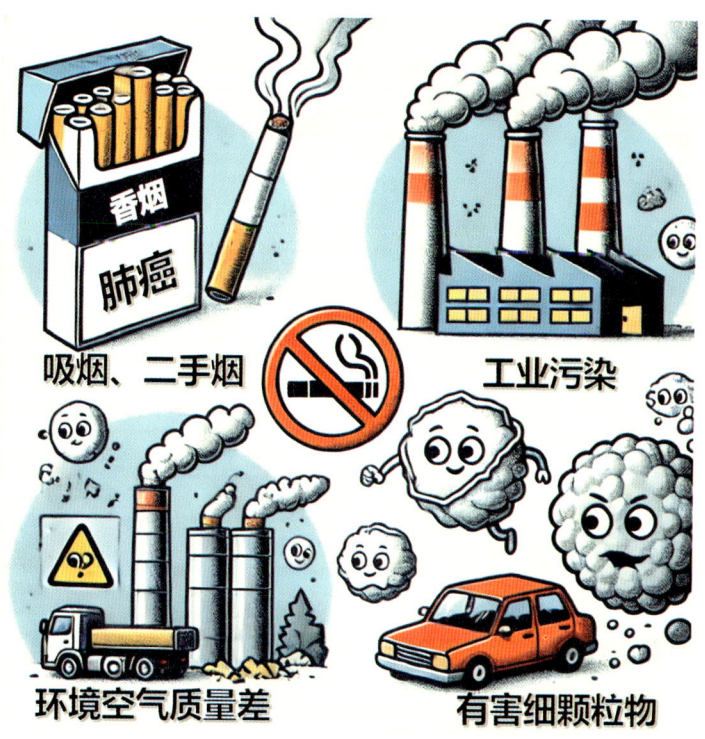

导致肺癌的高危因素

揭开肺癌的"分期考试"：临床分期与类型

在了解肺癌的治疗方案之前，我们需要先知道肺癌的"分级考试"是如何进行的。简单来说，医生们需要确定肿瘤的"战斗力"有多强、扩散到了哪里。肺癌的临床分期主要通过影像学检查（如胸部 CT 扫描、PET-CT 等）和组织活检来确定。这些检查不仅帮助医生们评估肿瘤的大小和位置，还能判断它有没有入侵淋巴结，甚至扩散到身体的其他部位。

肺癌的分期一般分为四个主要阶段。

Ⅰ期肺癌：肿瘤局限于肺部，还未扩散到淋巴结或其他器官。Ⅰ期肺癌通常可以通过手术完全切除，患者的预后较好。治疗目标是彻底消除肿瘤并防止复发。

Ⅱ期肺癌：此时肿瘤已经扩大，可能涉及邻近的淋巴结，但尚未发生远处转移。Ⅱ期患者通常需要手术切除肿瘤，同时结合化疗来降低复发风险。

Ⅲ期肺癌：通常是指肿瘤侵袭程度已经较高的局部晚期肺癌。此时，肿瘤可能已经扩散到肺门或者纵隔的淋巴结，但幸运的是，还没有扩散到远处的器官。这就好像癌细胞在附近的区域打了一场"局部战斗"，但还没有能力"远征"到其他的部位。Ⅲ期肺癌的治疗往往具有很大的挑战性，因为肿瘤往往涉及胸部的重要结构，就像敌人在战略要地扎下了营地，进攻的难度自然就增加了。

Ⅳ期肺癌：这是最晚期的阶段，意味着癌细胞已经扩散到身体的其他部位，如脑、肝、骨骼等。Ⅳ期肺癌的治疗主要是为了缓解症状和延长生存期，通常使用全身性治疗手段，包括化疗、靶向治疗、免疫治疗等。

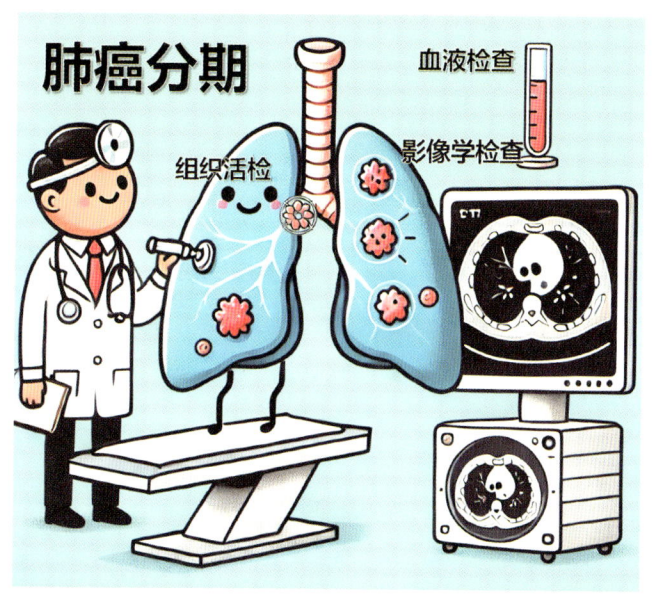

组织活检、血液检查和影像学检查是医生判断肺癌分期的重要工具

传统治疗手段的"短板":局部晚期肺癌的困境

传统的肺癌治疗手段主要包括手术、化疗和放疗,但对于局部晚期肺癌患者来说,这些方法常常存在局限性。手术切除是早期肺癌患者的最佳选择,但对于局部晚期患者来说,肿瘤通常已扩散到淋巴结,手术难度增加,还可能涉及重要的胸部结构,使得操作更复杂,且增加了术后并发症的风险。即使手术成功,复发的风险依然较高,康复过程也面临不少挑战。化疗通过药物杀死癌细胞,但往往伴随着明显的副作用,比如恶心、呕吐、脱发和免疫力下降等,这些不良反应严重影响患者的生活质量,甚至有些患者因无法忍受而中断治疗。此外,癌细胞可能逐渐对化疗产生耐药性,导致疗效减弱,难以实现预期的效果。放疗使用高能射线来消灭癌细胞,但不可避免地会伤害到周围健康的组织,导致肺部发炎、吞咽困难等问题。

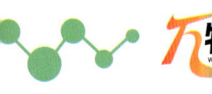

特别是对于局部晚期患者,肿瘤常靠近重要器官,如心脏和大血管,放疗可能带来额外的风险。加上放疗需要多次进行,患者的身体和心理都承受着较大的负担。靶向治疗为具有特定基因突变的患者提供了一种更精准的治疗方式,但并不是所有患者都适合。未检测到靶点的患者无法从中受益,而靶向药物也可能引发副作用,如皮疹和肝功能损伤。随着治疗的进行,耐药性的问题也会逐渐显现,影响疗效。

新辅助免疫治疗:为战斗增添新武器

新辅助免疫治疗是近年来癌症治疗中的一个重要突破。它就像是一场大战前的"热身运动",通过在手术前对免疫系统进行"激活训练",帮助身体更好地对抗癌细胞。这种治疗的目的是为患者的免疫系统"打气",让它们像被激励的士兵一样,变得更强大、更有战斗力。可以这样理解,新辅助免疫治疗就像给身体的防御系统装上了"强化版盔甲",使它们在与癌细胞的斗争中更有胜算。通过在手术前进行这类治疗,可以有效缩小肿瘤,让手术变得更加顺利,也更容易将肿瘤完全切除。这就像是在进行一场战斗前先削弱敌人,减少其抵抗力,从而大大增加了手术成功的概率。此外,这种方法还能减少肿瘤对周围健康组织的侵袭,就好像在敌人和我们的阵地之间设置了一道防线,保护健康的组织不受攻击。这样一来,手术不仅会更加顺利,患者的生存概率也会显著提高。而且,通过新辅助免疫治疗,免疫系统还会积累"实战经验",在术后也能够更有效地防止癌细胞的卷土重来。

总之,新辅助免疫治疗为局部晚期肺癌患者带来了新的希望,它不仅是对抗癌细胞的利器,更是手术成功的坚强后盾。

新辅助免疫治疗：局部晚期肺癌患者治疗的新希望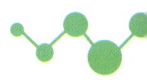

免疫治疗背后的"战斗机制"

我们的免疫系统是人体对抗外来威胁的"士兵"，无论是细菌、病毒，还是像癌细胞这样的"叛徒"，它们都负责清理。新辅助免疫治疗的工作原理就像是为这些"士兵"提供额外的武器和训练，让它们在与癌细胞的对抗中占据上风。

首先，免疫药物能够激活免疫细胞，它就像是"松开刹车"的按钮，让T细胞（免疫系统中最重要的"战士"）变得更活跃，更有效地找到并消灭癌细胞。其次，免疫治疗可以让身体对癌细胞的攻击力提升，就像是给战士们配备了更先进的装备，这样它们能够更好地记住癌细胞的特征，减少癌细胞在手术后"卷土重来"的风险。第三，最令人振奋的是，新辅助免疫治疗甚至还能"改变战场环境"，通过改变肿瘤周围的微环境，让这个环境不再适合癌细胞生存，甚至逼迫它们"无处藏身"。

新辅助免疫治疗的最终目标是提高患者的生存时间，并减少复发的风险。在术前对癌细胞发起进攻，就像是在大战前先打一场"伏击战"，削弱敌人，为后续的手术和治疗创造更有利的条件。

临床应用：免疫治疗的精彩亮相

在局部晚期非小细胞肺癌的治疗中，新辅助免疫治疗显示了非常好的效果。研究表明，免疫治疗加化疗比单独使用化疗更能显著提高治疗的效果。比如在一项名为"CheckMate-816"研究中，研究人员对两组患者进行比较：一组患者在术前接受了免疫治疗加化疗，另一组则只接受了化疗。

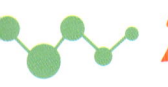

结果显示，接受免疫治疗加化疗的患者中有 24% 的人达到了完全病理缓解，也就是说手术切除后的检验结果显示这些患者体内已经没有存活的癌细胞，而单独化疗组的完全病理缓解率只有 2.2%。这个结果就像是免疫治疗帮助患者的免疫系统在术前"清扫"了大部分敌人，从而让手术更顺利，效果更好[3]。另外一项名为 LCMC3 的国际临床研究也显示，接受免疫治疗的患者中，术后一年内没有复发的比例高达 89%。这意味着免疫治疗不仅在术前帮助控制了癌细胞，还在术后大大降低了复发的风险，就像是给身体增加了一层"保护罩"，防止残余的癌细胞卷土重来。这些振奋人心的结果为许多患者带来了新的希望，让他们看到了战胜癌症的可能性[4]。

临床进展与启示：我们学到了什么？

随着新辅助免疫治疗的研究不断深入，越来越多的积极成果也逐渐浮现。首先，我们要坚持个体化治疗，每位患者的肿瘤情况各不相同，因此治疗方案需要因人而异。未来的研究将更加重视患者的基因特征，找到最适合他的治疗方案，做到"量身定制"。其次，多学科合作的作用不容忽视，新辅助免疫治疗的成功往往离不开不同科室的紧密合作。内科医生、外科医生和放疗专家等组成团队，携手为患者提供最好的治疗。同样，对于患者而言，一定要积极地配合医生进行长期随访。虽然新辅助免疫治疗的效果显著，但长期效果还需观察。持续的随访和数据收集是未来改进治疗的重要依据。当然，尽管新辅助免疫治疗带来了许多积极的成果，但一些患者在接受免疫治疗时可能会出现免疫相关的不良反应，比如皮疹、疲劳或其他自体免疫性问题。此外，并非所有患者都对免疫治疗有良好的反应，这需要医生根据患者的具体情况来权衡治疗的风险和收益。

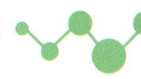

除了医学上的治疗,患者的生活方式对免疫治疗的效果也有很大影响。好的生活习惯可以帮助身体更好地与癌症作斗争。健康饮食是增强免疫系统的关键。多吃富含抗氧化剂和维生素的食物,比如新鲜的水果和蔬菜,可以让身体更强壮。深海鱼和坚果这样的食物富含 ω-3 脂肪酸,有助于降低体内的炎症水平,让免疫系统更强大。此外,患者还要注意适度锻炼,运动就像是给免疫系统的"助推器"。散步、游泳、瑜伽都是不错的选择,这些活动不仅能增强体力,还能促进血液循环,帮助身体更好地对抗疾病。

心理健康同样是战胜癌症不可或缺的"精神武器",保持好的心态对免疫治疗也非常重要。焦虑和抑郁会削弱免疫系统,而积极的情绪可以增强免疫反应。肺癌的治疗过程可能带来很大的心理压力,影响生活质量和治疗效果。因此,在治疗中也要特别关注患者的心理健康。研究表明,乐观积极的心态有助于免疫系统的工作,而消极情绪则可能让免疫力下降。医生和护士应定期评估患者的心理状况,提供必要的支持。患者也可以通过心理咨询、加入支持小组,或者家人陪伴来缓解压力,保持心态平稳。

结语

新辅助免疫治疗为局部晚期肺癌患者带来了全新的希望,然而,成功的治疗不仅仅依赖于先进的医学技术,患者的生活方式和心理健康也扮演着非常重要的角色。我们希望患者和家属们能够注重健康的生活方式,比如保持均衡饮食、适度锻炼,以及良好的心理状态,这些都为治疗效果的提升打下了坚实的基础。

随着新辅助免疫治疗的研究不断深入,我们期待未来有更多的临床试验来验证其有效性,并为患者提供更加个性化和精准的治疗方案。每一位患者都值得拥有最好的治疗体验和更好的生活质量，让我们共同期待一个更加光明和健康的未来。这场与癌症的战斗，是科学技术的进步，也是医生与患者希望的不断延续。

参考文献

[1]Han B, Zheng R, Zeng H, et al. Cancer incidence and mortality in China, 2022[J]. Journal of the National Cancer Center, 2024, 4(1): 47-53.

[2]Travis W D, Brambilla E, Nicholson A G, et al. The 2015 World Health Organization classification of lung tumors: Impact of genetic, clinical and radiologic advances since the 2004 classification[J]. Journal of Thoracic Oncology, 2015, 10(9): 1243-1260.

[3]Forde P M, Spicer J, Lu S, et al. Neoadjuvant nivolumab plus chemotherapy in resectable lung cancer[J]. New England Journal of Medicine, 2022, 386(21): 1973-1985.

[4]Chaft J E, Oezkan F, Kris M G, et al. Neoadjuvant atezolizumab for resectable non-small cell lung cancer: An open-label, single-arm phase II trial[J]. Nature Medicine, 2022, 28(10): 2155-2161.

生物气溶胶：
呼吸道流行病的"幕后黑手"

黄垒 刘晓栋

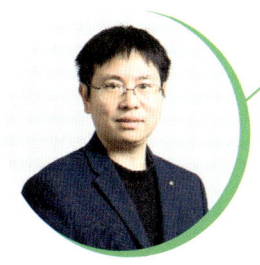

黄垒

上海大学研究员，博士生导师，中国颗粒学会青年理事、上海市颗粒学会理事、上海市科普志愿者协会青年科普专家，入选斯坦福大学与爱思唯尔出版集团联合发布的"全球前2%顶尖科学家"年度榜单。致力于纳米催化材料及高级空气净化技术的设计和应用研究，已在《德国应用化学》（Angewandte Chemie International Edition）、《应用催化B》（Applied Catalysis B）、《美国化学学会-纳米》（ACS Nano）等国际刊物上发表前沿研究论文80余篇。编写2部科普教材，承担了上海市科委的"科技创新行动计划"科普专项。

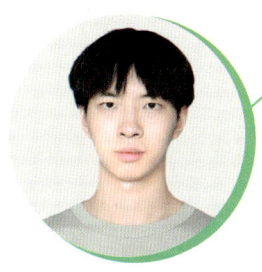

刘晓栋

上海大学理学院科研助理，无机化学硕士，研究方向为低温等离子体协同催化空气净化技术，以及有机小分子污染物的催化净化纳米材料研发与应用。

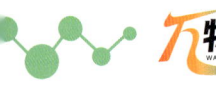

AI+ 生物医药材料前沿

引言

空气质量已经成为大家越来越关注的话题，因为我们几乎每时每刻都在与空气发生"物质交换"，无论是在舒适的家中、繁忙的办公室，还是在开阔的户外，我们都在不断地吸入空气。一个成年人每分钟会进行 12～20 次呼吸，每次大约吸入 0.5 升空气；按这个计算下来，我们每天吸入的空气量可以达到 8640～14400 升，折算成质量，远远超过我们每天的喝水量。因此，空气作为我们生存的基础，其质量好坏直接影响着我们的健康。

空气中不仅有我们熟悉的氧气、二氧化碳和氮气等气体，还有许多我们看不见摸不着的微小颗粒，如 PM_{10} 和 $PM_{2.5}$ 等。这里，PM_{10} 指的是空气动力学直径 ≤ 10 微米的颗粒物。那 10 微米有多小呢？它的尺寸还不到一根头发丝的 1/20！这么细小的颗粒可以轻易进入我们的呼吸道，所以它们被称为可吸入颗粒物；而 $PM_{2.5}$ 比 PM_{10} 还要小，甚至能深入到我们的肺部，危害也就更大。

可是，我们不太熟悉的是，除了 $PM_{2.5}$ 和 PM_{10}，还有一类比它们更危险的微小颗粒——那就是生物气溶胶。生物气溶胶是一些具有生物活性的微小颗粒，里面可能包含致病的细菌、病毒，或者其他微生物。它们能够在空气中飘浮很长时间，甚至可以飘到离地面 80 公里的平流层。想想看，这些生物气溶胶在空气中四处扩散，如果吸入到体内，潜在的健康威胁可就不小了，它们甚至是很多呼吸道流行病的"幕后黑手"。

生物气溶胶：呼吸道流行病的"幕后黑手"

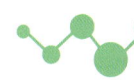

生物气溶胶的神秘面纱

生物气溶胶是一类非常微小的颗粒，包含活的或失去活性的真菌、细菌和真菌的毒素、病毒、过敏原、花粉等[1]。这些微生物的一个显著特征就是小，真菌孢子的粒径在1到30微米，细菌在0.25到10微米，而病毒的粒径不到100纳米。由于这些颗粒非常微小，它们很容易通过呼吸、皮肤接触或直接进入人体。而且，颗粒小带来的另一个特点是在空气中停留的时间长[2]。举个例子，真菌孢子在空气中的停留时间通常为30分钟，而尺寸更小的病毒，能在空气中飘浮超过60小时，病毒在空气中待得越久，扩散的距离越远，也意味着感染的风险大大增加。

生物气溶胶的来源非常广泛，既有大范围的排放源，如土壤、植物和水体，也有一些局部的排放源，如医院、养殖场、垃圾填埋场和污水处理厂。在我们日常生活的居所里，生物气溶胶也会随时产生，如家具表面和地板上的灰尘中可能藏有大量的病原微生物，当我们走动或打扫卫生时，这些微生物就容易随着灰尘扰动，重新悬浮到空气中，造成空气污染。再如，家里的空气加湿器、空调等电器，常常会有一股霉味，原因是滋生了霉菌等微生物，当这些设备启动时，霉菌和细菌就会随着风或水汽被带入空气中，形成微生物气溶胶。

此外，我们人体本身也携带着大量细菌，分布在身体的各个部位。我们的一些小动作，就能让这些细菌扩散到空气中。比如，当我们呼气时，每小时会释放大约3.1毫克的微生物颗粒，其中可能包含流感病毒的遗传信息片段，数量从几百个到上万个不等。实际上，这些通过呼气排放的细菌，占了我们体内细菌总排放量的17%[3]。

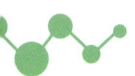 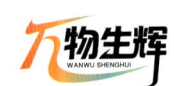

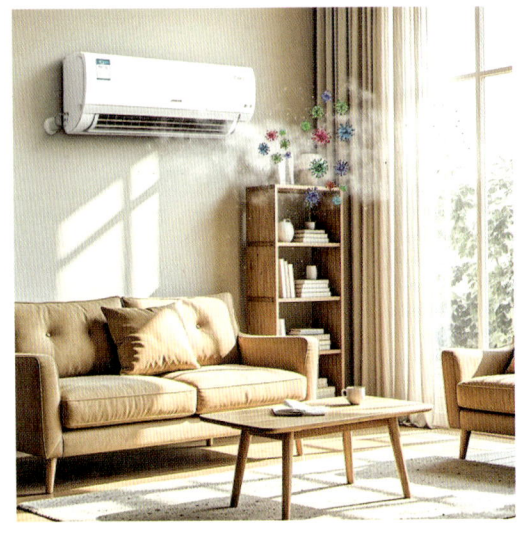

生活中随处可出现携带细菌和病毒的生物气溶胶

生物气溶胶与流行病

我们先来看看流行病的病毒通常是怎么传播的。一般来说，病毒有3种常见的传播方式[4]：第一种是通过消化系统传播，也就是我们常说的"粪口传播"。简单来说，就是通过食用被病毒污染的食物或水传播的，如霍乱、痢疾和沙门菌腹泻等。第二种是通过皮肤、血液和黏膜传播，如艾滋病病毒就可通过皮肤伤口或者其他接触传播。第三种是通过呼吸系统，这也是最难防范的一种。当患者呼吸、说话、咳嗽或者打喷嚏时，病毒就会被带出体外，附着在不同大小的小液滴上，这些小液滴会进入空气并扩散，导致病毒传播。

前面了解了生物气溶胶里包含了很多细菌、真菌、病毒等微生物，其中致病的微生物可能引发疾病。例如，细菌引起的常见疾病有军团菌病、结核病和炭疽热等；曲霉菌和青霉菌等真菌，尤其是一些青霉菌的菌种，可能会导致哮喘、鼻炎，甚至是过敏性肺炎；病毒则更危险，可引起流感、麻疹、腮腺炎和水痘等。此外，很多人对环境中的过敏原，如花粉、尘螨等，都会有过敏反应。这些致病的成分一旦通过生物气溶胶的方式进行传播，就可能带来重大的公共卫生事件。例如，1918年的西班牙大流感[5]，全球大约有5亿人感染，至少5000万人因此死亡，致死率大约是10%。流感病毒通过患者咳嗽、打喷嚏等产生的飞沫进入空气，形成生物气溶胶，从而迅速传播开来。不过，当时人们对生物气溶胶病毒传播完全没有了解，不知道它就是背后的"幕后黑手"。

那么，人们是什么时候意识到病毒可以通过空气传播的呢？1934年，哈佛大学的威廉·威尔斯（William F. Wells）和他的妻子米尔德丽德·威尔斯（Mildred W. Wells）最早提出了这个想法。他们认为，人呼出的大于100微米的液体颗粒会很快掉到地面，而小于100微米的颗粒则会飘浮在空气中；而且他们还大胆猜测，麻疹可能是一种通过空气传播的疾病，这个观点在当时相当超前，并不被大家接受。美国疾病控制与预防中心（CDC）的首席流行病学家亚历山大·朗缪尔（Alexander Duncan Langmuir）就对此表示怀疑。他认为，如果是通过空气传播来感染，那这些病毒就必须变成直径小于5微米的液体颗粒，因为只有这些小颗粒才能深入到肺部，造成严重的损害。不过，威尔斯并没有放弃，他做了大量研究，最终证明，像导致肺结核这样的病菌，确实可以通过空气传播。这一发现，为我们今天理解生物气溶胶在呼吸道疾病传播中的作用，打下了基础。

美国费城的退伍军人协会年会事件[6]，也加深了大家对生物气溶胶的认识，这也是生物气溶胶携带军团菌病首次引起广泛关注。1976年7月，

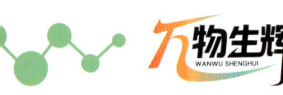

美国退伍军人协会在费城的一家酒店举办第 58 届年会,结果会议期间暴发了军团菌病,导致会议代表及家属 149 人发病,而跟酒店有过接触的人中有 72 人发病,造成 34 人死亡。最开始,没人知道是什么原因,只知道那些在酒店大厅待过的人发病较多。于是,美国疾病控制与预防中心展开了为期 6 个月的调查。最后研究人员在空调冷却塔的水中发现了大量的革兰氏阴性杆菌,确认这次流行是由一种新发现的细菌——嗜肺军团菌引起的。这些细菌通过空调的气流在大厅里飘浮,很容易被人吸入,从而引发了流行病。这次事件让大家意识到,生物气溶胶可以作为一种重要的传播媒介,将病菌传播到人群并引发各种疾病。

另一个比较著名的公共卫生事件是生物气溶胶携带 SARS 病毒的传播[7]。2003 年 3 月,一位感染了 SARS 病毒的男性患者,在生病期间拜访了住在香港淘大花园的弟弟并使用了卫生间。因为他排出的粪便中带有 SARS 病毒,导致病毒通过下水道进入了大楼的主下水管道。下水道里的病毒气溶胶就直接进入了卫生间并被吹到了大厦的天井。于是在这种相对封闭的楼内环境中不断循环和扩散;此外,随着大家在楼内的日常活动,病毒通过接触和共用设施等方式进一步传播,导致感染人数迅速增加。最后,整个小区超过 300 人感染,42 人不幸去世。这次事件让人们更加重视生物气溶胶在 SARS 传播中的作用,也促使香港和其他地区加强了公共卫生管理,特别是对社区环境卫生、建筑物的通风系统和排水系统的检查和改进,以防止类似的传染病在社区内扩散。

新型冠状病毒感染(COVID-19)疫情的全球爆发,对世界各地产生了深远的影响,严重威胁了公共健康。疫情期间,还引发了人们对病毒生物气溶胶传播方式的广泛探讨。这里先给大家介绍一个小知识,根据传统观点,公共卫生专家通常将呼吸道疾病的传播方式划分为三种:飞沫传播、空气传播和接触传播。人在说话或者打喷嚏时，呼出的液滴大于5微米的就会因为重力很快落到地面，传播距离有限，这叫"飞沫传播"；而液滴小于或等于5微米的，它们像气溶胶一样，可以在空气中飘浮很远，属于"空气传播"；另外，当人们直接接触到被病原体污染的物体或表面，然后再触摸自己的口、鼻或眼睛，就可能导致病原体进入体内，这种方式被称为"接触传播"。疫情刚开始，世界卫生组织（WHO）包括公共卫生专家等，并不认为新冠病毒可通过生物气溶胶进行传播。但是，随着疫情的发展，有很多传播案例无法用短距离传播来解释。其中，琳赛·马尔（Linsey Marr）和莉迪亚·莫拉夫斯卡（Lidia Morawska）两位科学家做出了巨大的努力[8]，从各自学科的角度提出新冠病毒似乎可以悬浮于空气中，并可以远距离传输而被人体吸入。后来研究发现，即使是大于5微米的液滴，也可能因为温度、湿度和空气流动等因素的影响，在空气中飘浮一段时间，像生物气溶胶一样传播，这打破了以前5微米作为划分病原体"空气传播"的判据，美国国家过敏和传染病研究所（NIAID）所长安东尼·福奇（Anthony Fauci）也公开承认了这个存在多年的谬误[8]。可以看出，很多新科学观点的提出和承认都不是一帆风顺，但是因为一些科学家的坚持和努力，才让科学不断前进。毫无疑问，正是有了这些科学认识的提升，我们才能采取更加有效的防控措施，应对不同病毒的传播风险。

生物气溶胶的防护措施及发展

前面我们了解到生物气溶胶的传播方式以及对人们所造成的危害，那么如何有效阻止生物气溶胶对我们的危害呢？可以从如下两个方面采取措

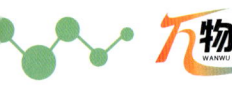

施：一是个人防护，二是公共环境中的防护。

在新冠疫情期间，大家一定对"三件套"和"五还要"这些个人防护措施不陌生，比如保持社交距离、勤洗手、开窗通风等。其中，口罩无疑是最让人印象深刻的防护工具，它不仅帮助我们抵御新冠病毒，在流感季节也发挥了重要作用。随着技术的进步，口罩的防护能力越来越强。大家熟悉的 N95 和 KN95 口罩，能够过滤掉空气中 ≥ 0.3 微米的颗粒，过滤效率高达 95% 以上，能更好地阻挡生物气溶胶的传播。而更先进的纳米纤维口罩，利用超细纤维技术，能够捕捉更小的微粒，包括细菌和病毒；还有纳米银抗菌口罩，通过在材料中加入纳米银颗粒，利用银离子的杀菌作用，直接对抗细菌和病毒。这些技术的升级，让口罩的防护作用更加高效，使用更加舒适。

应对公共气溶胶防护，清洁空气和及时消毒是防止病毒传播的重要措施。尤其是在流感高发的秋冬季节，空气消毒显得尤为重要。目前，空气消毒技术主要分为两类：一类是"截留式"，比如高效滤网（HEPA）和电除尘技术，它们通过过滤或吸附的方式，将空气中的细菌和病毒高效"拦截"下来，但无法直接杀灭它们；另一类是"灭杀式"，比如喷洒消毒液、臭氧消毒和紫外线消毒，这些技术可以直接杀灭空气中的病原体，甚至能清除有机污染物。近年来，随着人工智能和物联网的发展，空气消毒技术也变得更加智能化。比如，人工智能系统可以实时监测空气质量，预测病毒传播风险，并自动调整消毒策略。这些技术的结合，让空气消毒更加高效、精准和节能，为我们的健康提供了更强的保障。

结语

生物气溶胶在呼吸道疾病传播中起着不可忽视的作用，是流感、SARS 和 COVID-19 等流行病的幕后黑手，气溶胶传播的方式让病毒和细菌能在人与人之间迅速传播，尤其在封闭、空气不流通的地方，传播的风险会更大。很多科研工作者深入研究了生物气溶胶传播的规律，提出了切实可行的防控手段和方法，为降低病毒空气传播的风险提供了重要的科学依据。相信随着科技的不断进步，控制生物气溶胶危害的方法将会越来越多。作为我们广大老百姓，也要了解气溶胶是如何传播的，并采取必要的防护措施，保护我们的呼吸健康。

参考文献

[1] 江桂斌. 快速发展的生物气溶胶学科 [J]. 科学通报, 2018, 63(10): 875-875.

[2] Feng X, Xu X, Yao X, et al. Sources, compositions, spatio-temporal distributions, and human health risks of bioaerosols: A review[J]. Atmospheric Research, 2024: 107453.

[3] 李晓旭, 翁祖峰, 曹爱丽, 等. 室内空气中致病微生物的种类及检测技术概述 [J]. 科学通报, 2018, 63(21): 12.

[4] 钱华, 章重洋, 郑晓红, 等. 呼吸道传染病气溶胶传染致病机理及预测方法 [J]. 科学通报, 2018, 63(10): 931-939.

[5] 阿丽塔, 许培扬, 田玲, 等. 基于文献的 1918 年西班牙流感中国疫情分析 [J]. 医学信息学杂志, 2010, 31(1): 47-50.

[6]Fraser D W, Tsai T R, Orenstein W, et al. Legionnaires' disease: description of an epidemic of pneumonia[J]. N Engl J Med,1977, 297: 1189-1197.

[7] 世界卫生组织公布香港淘大花园 SARS 传播的环境卫生报告 [J]. 环境与健康杂志, 2003, 20(4): 53.

[8] 梅根·莫尔泰妮. 对抗 60 年科学谬论, 揭示新冠病毒气溶胶传播[J]. 刘迪一, 编译. 世界科学, 2021(7), 6: 27-32.

人工智能辅助智慧医疗

戴文斌

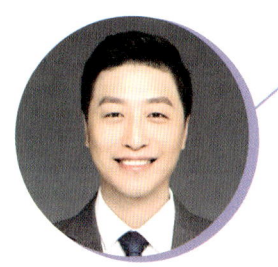

戴文斌

上海交通大学自动化与感知学院教授。近年来主要从事下一代工业控制软件、工业信息化、医疗信息化等方向的研究工作，研发了首个自主可控的基于开放自动化软件开发平台，出版首部开放自动化中文专著，获得国家优秀青年基金、科技部重点研发计划等项目，获得中国计算机学会科技进步奖二等奖等。担任国际电子电气工程协会边缘计算标准工作组主席并主持6项国际标准的制定，担任国际电子电气工程协会多个大会的程序委员会主席及大会主席，同时，是国际电工协会分布式工业控制软件标准委员会国内唯一专家。

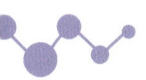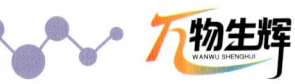

引言

人工智能（artificial intelligence，AI）的快速发展正引领医疗行业走入变革，生成式人工智能是这一变革中的关键技术。生成式人工智能是一种基于深度学习的语言模型，能够模拟人类的对话风格和思维过程，它结合了自然语言处理、机器学习和大数据分析等技术，为医疗领域提供了强大的辅助功能。此外，它还可以分析复杂的医学数据，为医生提供准确的分析结果和建议，从而协助医疗团队进行疾病预测和风险评估，制定个性化的预防措施。生成式人工智能可以提高医疗服务效率、准确性与医疗体验，有望推动医疗行业的发展。

人工智能的原理

首先，我们需要先了解一下生成式人工智能的原理，知道它为什么能够有这么大的提升。计算机设计之初的主要任务就是计算，随着问题的难度逐渐增大，在求解的过程中除了计算之外，更需要解决推理等手段。针对这些任务，传统软件的开发逻辑是基于规则的，即由人类先总结经验知识，然后将这些知识用代码的方式来实现。比如，如果一个条件满足的时候，我们将执行一部分的代码，如果不满足的话，我们就将执行另外一部分的代码。规则是有限的，但是我们遇到的实际问题却是无穷无尽的，基于规

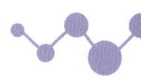

则的软件永远不能满足所有问题,于是我们就需要不断根据遇到的新问题增加规则,这就使得我们的软件开发工作永远没有结束的那一天。

人工智能本质上还是一种工具,主要作用是能够大幅度地扩展我们传统软件的能力边界,最终也是为了解决实际问题。因为我们无法预判未来会遇到的各种问题,因此我们希望通过建立通用人工智能来解决这个问题。第一波人工智能浪潮是20世纪50年代从图灵测试开始的,当时出现了大量的对话机器人。60年代,科学家开始琢磨有没有一种办法,能够让计算机自己来学习规则,从而自己生成经验知识来解决问题。直到70年代,人工智能进入了第一个寒冬,主要原因是第一代的人工智能全部是基于规则的,如果问题不在这个规则当中,人工智能也不会知道答案。从80年代开始,第二波人工智能浪潮通过统计学的思路对数据归纳分类从而形成经验知识,1997年,深蓝等人工智能在语音识别等方向上取得了突破性进展。2006年到现在,人工智能除了算力得到大幅度提升之外,互联网的普及也为大规模训练数据的获取奠定了基础。因此在算力和海量数据的加持下,人工智能第三波热潮在图像识别、自然语言处理等已经取得了非常不错的效果。

AI 时间轴

1950 年 图灵测试 计算机科学家艾伦·图灵提出了一个智能测试。如果机器能欺骗人类,使人类认为它是人类,那么它就具备了智能。

1955 年 AI 诞生 计算机科学家约翰·麦卡锡创造了"人工智能"一词,用来描述"制造智能机器的科学和工程"。

1961 年 Unimate 第一台工业机器人 Unimate 在通用汽车的装配线上工作，协助组装。

1964 年 Eliza 由麻省理工学院（MIT）的约瑟夫·韦岑鲍姆开发的开创性聊天机器人 Eliza，可以与人类进行对话。

1966 年 Shakey 斯坦福推出的第一位"电子人"Shakey 是一个通用移动机器人，能够对自己的行动进行推理。

AI 冬天 许多虚假的开始和死胡同将人工智能置于寒冷之中。

1997 年 深蓝 IBM 开发的国际象棋计算机"深蓝"击败了世界冠军加里·卡斯帕罗夫。

1998 年 Kismet 麻省理工学院的辛西娅·布里齐尔引入 Kismet，一个情感智能机器人，能够察觉和响应人类的情感。

1999 年 AiBO 索尼推出了首款面向消费者的人工智能宠物机器人 AiBO，具备可以随着时间发展的技能和个性。

2002 年 Roomba iRobot 推出首款量产的自主机器人吸尘器 Roomba，能够导航和清洁房间。

2011 年 Siri 苹果集成了 Siri，一个带语音界面的智能虚拟助手，首次出现在 iPhone 4S 上。

2011 年 Watson IBM 的问答计算机"Watson"赢得了著名电视问答节目《危险边缘》中的首个冠军。

2014 年 Eugene 聊天机器人 Eugene Goostman 在第三方评委的图灵测试中获得通过，使评委相信 Eugene 是人类。

2014 年 Alexa 亚马逊推出 Alexa，一个带语音界面的智能虚拟助手，可完成购物任务。

2016 年 Tay 微软的聊天机器人 Tay 在社交媒体上被黑，导致其发表种族主义和冒犯性评论。

2017 年 AlphaGo 谷歌的人工智能 AlphaGo 在复杂的围棋比赛中击败世界冠军柯洁，围棋的可能走法数比宇宙中的原子数还多。

人工智能的核心任务是怎么样能够把现实问题抽象成数学问题，因此我们需要先建立相应的数学模型。这个模型可以理解为一个拥有很多不同参数的函数，我们需要通过大量的数据来学习这些参数。那标准机器学习的流程是什么样的？一般来说可以分成三步，第一步就是数据预处理，将样本质量好的数据留下，数据量越多且数据质量越好，训练的效果也就越好。第二步是特征抓取，这些特征可以人工标记，也可以让机器自己学习，比如脑部计算机断层扫描（CT）图像中，医生可以根据实际经验来标记异常区域。当然，这里有两个需要注意的地方，一方面是数据集里没有出现的特征是没有办法学习到的，另外一方面如果训练数据存在错误则学习到的特征也是错误的。所以第三步，在模型训练完成之后，还需要对模型进行评估。因为所有深度学习模型是一个黑盒，当模型输出与预期有所偏差时，我们没有办法直接去调整模型来解决问题，只能通过不断地增加新数据继续训练再评估的方法来不断迭代优化，直到模型输出满足我们的预期。

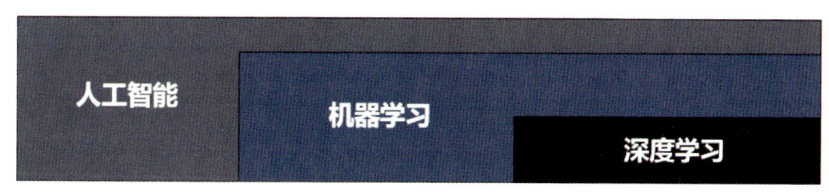

不是所有问题都可以转换成数学问题。那些没有办法转换的现实问题 AI 就没有办法解决。最难的部分是把现实问题转换为数学问题这一步

人工智能、机器学习与深度学习

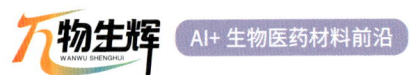

机器学习主要有三种不同的训练方法。第一种是监督学习,给算法一个数据集,并且给定正确答案,机器通过数据来学习正确答案的计算方法。这种方法可以比喻为老师给学生们上课,通过讲解原理与课堂练习的方式来学习知识点。比如下图中需要从大量图片中快速筛选出食管的图片,我们将已经分类完成的数据集作为输入来训练神经网络。监督学习的效果是最好的,但是对数据质量要求非常高,因此需要大量的标记数据,通常需要人工来打标签,耗时又耗力且成本高昂。第二种是无监督学习,是一种在没有"正确答案"的数据集中,挖掘出潜在的结构来分类的方法。这种方法可以比喻为自学成才,通过自身发现规律寻找规则,最后归纳总结为知识。例如,下图中把所有的食管跟非食管的器官照片一起交给机器去学习,最后根据特征分成两类。因此无监督学习是一个分类问题,在给定的

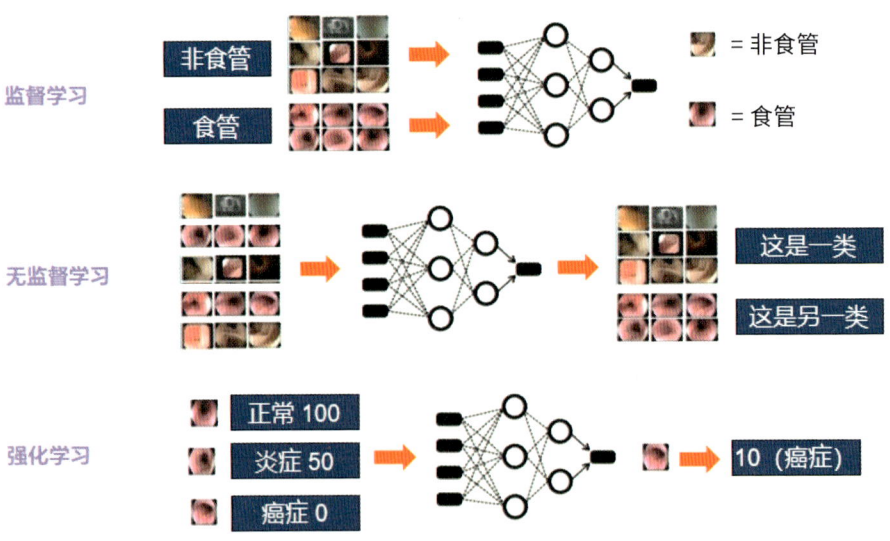

机器学习的训练方法

数据中挖掘出了两种不同的结构。无监督学习相对监督学习来说成本要低很多，也不需要大量人工去打标签。第三种是强化学习，设计奖惩机制使得多个智能体在环境中能自主地采取一系列行为，从而获得最大的累积回报。强化学习可以比喻成胡萝卜与大棒，当机器准确识别物体时，我们给予高分奖励，当有待改进时，我们给相对低的得分，机器以得到越高分越好的目标来选择自己的行为。

生成式人工智能

那生成式人工智能（即大语言模型）为什么能够这么智能呢？需要分析一下它的工作原理来回答这个问题。大语言模型本是一个拥有庞大参数的神经网络，并不是一个知识库或者搜索引擎。生成式人工智能的原理是一个类似于"文字接龙"的游戏，通过词语的首尾接龙方式继续下去。我们可以把大语言模型看作是一个巨大的数学函数，不同于我们平时学习的函数，如一次函数的输入是 x 输出是 y，大语言模型的输入是一个完整的问题，大语言模型会根据这个问题搜寻到的答案中的第一个字出现的频率给出不同的选择概率，然后通过"掷骰子"的方式随机选择一个字作为答案。例如，我们输入"手不停颤抖是得了什么病"，模型给出甲亢、肝炎、帕金森病的分布概率，并随机选择一个答案的第一个字输出，于是答案就是"帕"，但明显大语言模型不会只给出一个字的答案。用过大语言模型的都知道问题答案都是一个一个字"蹦"出来的，所以大语言模型会将问题以及刚才的答案"帕"一同作为输入再次输入模型，这时候的问题变成了"手不停颤抖是得了什么病？帕"，而相应地得到第二个字的答案，因为"帕"是生成答案的第一个字，所以第二字大概率会是"金"。于是通过不断地迭代，直到生成一个完整的回答。这时候会有一个新的问题，那就是大语言模型什么时候知道回答结束了？为了防止无止境的生成答案，当模型得到输出的结果是句号或者结束符号时，就可以认为这个答案已经生成完了。这个文字接龙的游戏在答案生成的过程中有很多的随机性，所以每一次生成的答案并不会完全相同。

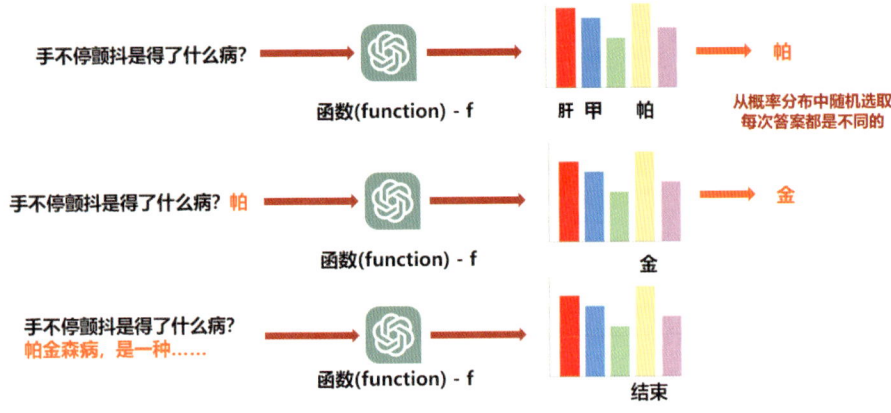

大语言模型工作原理

当然大语言模型并不是一次函数这么简单，那它是一个什么样的函数呢？通常一次函数就只有两个参数，y=ax+b 中只有 a、b 两个参数。在大语言模型中，通常这个参数量级已经达到千亿级，比如 ChatGPT 就有 1750 亿个参数，因此这是一个维度非常高、非常复杂的函数，我们根本无法解释这些参数到底代表什么。一般来说，大语言模型学习分成两个部分，一部分是学习了大量的资料，另外一部分靠人类来指导。生成式模型的核心模型是生成式预训练转化模型（generative pre-trained transformer，GPT）。Generative 代表生成式模型，也就是刚才介绍的文字接龙游戏。Transformer 是生成式人工智能的基础模型架构，2017 年的时候由谷歌翻译团队发表的一篇著名论文 Attention Is All Your Need[1]（《注意力是你所需要的》），首次提出了注意力机制。注意力机制指人类并不需要完整读完就能理解句子的意思，比如在快速阅读中，通常不会逐字逐句地去读，通过挑选其中的一些关键字就能理解整个句子的意思。注意力机制也是避免机器被句子中不重要的信息影响，可以提取出句子中关键信息以及关联关系。最后 Pre-trained 指对模型进行大规模的预训练，以 ChatGPT 为例[2]，训练数据量达到了 45TB，相当于四大名著文本量总和的 472 万倍。当然大语言模型不是只学了四大名著，还通过在线百科全书词条学会了翻译、解释与基本常识；为学会与人类对话沟通，通过网页内容学到了很多的网络用语，使得对话看起来生动有趣，更加像人的口吻；通过学习所有的电子书籍与学术论文，学会了写作；通过学习了开源网站上所有的代码，学会了生成程序代码并给代码加注释。最后加上基于人类反馈的强化学习（reinforcement learning from human feedback，RLHF）[3]，由人类给生成的答案打分来赋予价值观，防止生成的答案与人类基本价值观产生重大偏差。因此基于人类反馈信息是一个非常重要的环节，能够使得大语言模型能够回答得更符合人类的预期。

生成式人工智能在医疗领域的应用

那生成式人工智能到底能够在医疗领域产生什么样的效果呢？首先我们来看一下在医学图像中的应用，谷歌研究团队发表的论文 Segment Anything[4]（《分割任何东西》），基于大模型能够实现快速的图像分割。基于此模型，无论是 CT 还是 X 线的医学图像分割，无论是二维图像还是三维图像，生成式人工智能都能实现快速分割图像从而减轻医生的工作量。目前已在脑肿瘤多标签三维分割、腹部多器官分割等领域都实现了重要的

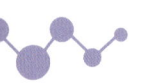

突破。其次，大语言模型对医学诊断也能起到重要的作用。目前三甲医院的问诊量非常庞大，医生无法应对如此大的门诊量，大语言模型通过对现有病例的学习，可以根据提问中描述的症状来给出合适的病情分析，这样可以大幅减少医生的工作量。目前已经有 MedGPT、IvyGPT 等基于大语言模型的在线医生诞生，这些在线医疗问答工具具备多轮连续对话和文字与图像结合的多模态能力，在百名患者测试中的治疗方案与真人医生给出的方案达到 96% 的一致性。这些基于 GPT 的在线医生使用了超过 30 万条高质量的医患对话数据作为训练数据，已经初步具备了看诊的能力。最后，大语言模型还可以提升药物早期研发效率，通过生成新的分子结构，优化已知的药物分子，并预测提升它们的活性和药效，有助于加速药物发现的进程，从而找到潜在的更有效的治疗药物。但在药物验证阶段，生成式人工智能还无法发挥更大的价值。候选化合物通过筛选后会进入到临床前阶段，包括动物模型实验，而后是药物研发过程中非常重要的临床试验，评估药物的药效、安全性和代谢动力学等特性，整体周期一般在 7~10 年，目前生成式人工智能还无法将这些评估和测试的时间缩短太多。

就在 2024 年，大语言模型在蛋白质结构的预测上也获得了空前的成功。谷歌的 AI 团队 DeepMind 正式发布了 AlphaFold 2 数据库[5]，目前已经将预测蛋白质结构的数量从近 100 万扩大到 2.14 亿个结构，比起 AlphaFold 提升了 200 多倍，几乎涵盖了地球上所有已进行过基因组测序的生物体。在超过 2 亿个蛋白质结构预测中，大约 35% 的结构具有高精度，并且已达到了实验手段获取的结构精度，80% 的结构可靠性足以用于多项后续分析。现在科研人员通过使用 AlphaFold 2 可以快速筛选出需要的蛋白质结构，效率得到了大幅度提升。2024 年的诺贝尔化学奖也颁给了 AlphaFold 的作者团队，这也是对生成式人工智能的一个肯定。

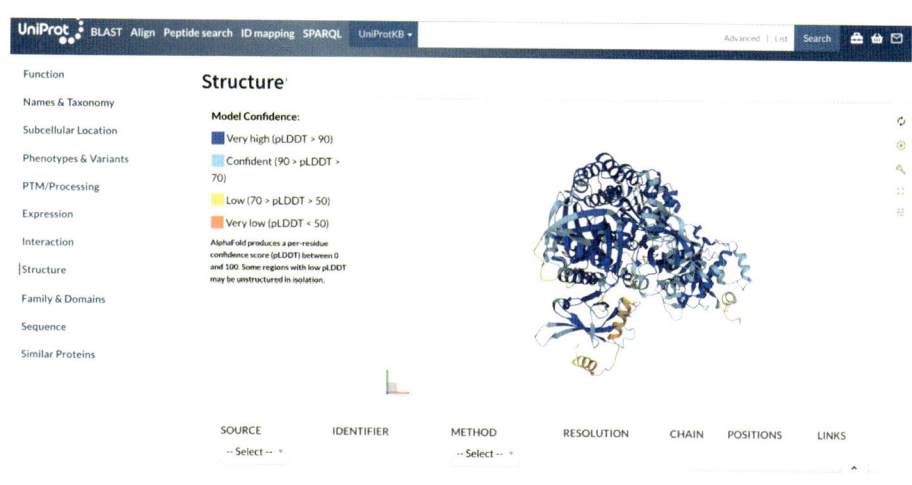

AlphaFold 2 蛋白质结构预测

目前大语言模型在智慧医疗方面也存在诸多挑战。其中最大的一个问题就是数据的隐私与安全问题，大语言模型成功的关键就是需要拥有足够多的数据，数据越大模型的普适性越好。而医疗数据涉及隐私与权益，所有信息都需要做脱敏处理，不像其他领域的数据那样易于获取，开放和共享将会是一个世界性难题，这制约了 AI 模型的训练与优化，使其难以达到需要的精度水平。未来如何获取海量的医疗数据进行训练仍是巨大挑战。除了数据获取方面，数据安全方面同样面临巨大的挑战。由于对算力的巨大要求，大语言模型通常使用云端存储，一方面存在数据泄露等风险，另一方面面临网络和黑客攻击等隐患。第二个问题是成本，当不断扩大大语言模型，需要更加强大的算力来支撑，并且部署成本高昂。训练大语言模型的电力消耗非常大，每训练一次就要消耗 90 万度电，这对企业来说也是一笔沉重的负担。此外，人力成本也不容忽视，AI 依然还是"人工的智能"，需要大量数据标注师，而医学对数据的标注需要有专业知识，除了医生之

外，其他人很难胜任。而专业医生平时工作也都非常繁忙，无法抽出足够的时间来对数据进行标注。第三，医学伦理与人文挑战也是一个很大的问题，我们如何在训练阶段保护患者的隐私？怎么能够体现医学伦理？如何展示医学人文关怀？大语言模型是不是告诉病患实情，还是应该酌情考虑说一些安慰的话。第四个问题是法律监管，国家网信办已经发布了《生成式人工智能服务管理暂行办法》，提供 AI 服务的供应商必须对这个模型的输出结果负责。医疗 AI 需要面临复杂的法律法规要求，这使其商业化应用进度受限，研究机构与企业难以判断某些应用是否会触及监管红线。最后是适用性的问题，AI 对于医疗的治疗方案还需要考虑不同区域的医疗政策，每个国家或地区治疗方案并不相同，推荐的治疗方案是否适用？包括药品的管制规定也不同，如何保证给出的方案能够符合当地的药品管制规定？

当然未来还是光明的，今后一段时间内会有很多研究人员不断深耕医疗 AI，希望在不久的未来大模型能够大幅度减少医生的工作量，解放医生的生产力去做一些更有意义的事情。

1. 如果 ChatGPT 回答问题的准确度高，教师会不会成为第一批被 ChatGPT 所取代的人？

当 ChatGPT 刚出来的时候我也慌了一下，我觉得是不是我们快没有饭吃了，后来发觉对于理工科来说，以目前大语言模型的能力来说，在回答细分领域的专业问题时，其表现仍有明显差距，甚至答非所问的情况还是比较多的。说到底它还是一个工具，怎么用好这个工具，可能是我们未来每个人都要学习的一个重要课题。

2. 如何指导孩子学习人工智能？

在中小学的阶段可以更多地了解它背后的一些原理，如何使用才能获得更好的答案，培养以后从事这方面研究的兴趣，也可以参加相关科创项目来培养一些基础技能。

3. 在训练的过程中，大语言模型出现了阶跃式的进化，给人感觉一下子变聪明了，或者在后续 ChatGPT 发展到一定程度，它会欺骗，会给我们放烟雾弹，自己偷偷发展强大，我们人类能否控制这种变化？

如果 AI 不加以监管的话，这个事情有可能会发生。所以我们应该有两手准备，一方面是现在开始要监管介入；另一方面，实在失控的时候，应该还是得有"拔电源"这个选项。

4. 哪些职业更容易被 AI 取代？

做一些文本重复性的工作较容易被替代，大语言模型生成出来的文章水平已经超过一个普通人的写作水平了。如果是从事一些创造性的或者是评估类的，这些目前来说还是没有办法被取代的。最不容易被它取代的是体力劳动，但是如果以后把 AI 大脑加载到机器人上会发生什么我们也无法预测。

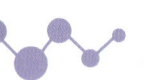 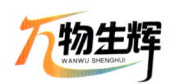

5. 现在的 AlphaFold 在蛋白结构预测方面功能十分强大，我们知道蛋白质结晶结构解析这个步骤路程特别漫长，如果 AlphaFold 进一步发展，可以 100% 预测，那是不是我们的基因方法就可以不使用了？当然这只是生命科学的一个例子，其他行业是不是也有类似的问题，如果 AI 方法进一步发展，传统方法就无用了，您怎么看待这个问题？

我个人认为传统方法永远是需要的。因为我们目前所有的 AI 方法还是基于统计学，换句话说，很难做到 100%，即使再准确，它也可能是 99.99% 之内，它总有一些是不对的，所以传统方法我觉得是不能扔的，特别是在你不确定它生成出来的东西到底是对还是不对的情况下，我觉得唯一的验证手段可能就是传统方法。所以人工智能可以非常接近于正确情况，但是它是不可能替代我们实验得到的结果的，但是它提供给我们的是一个节省大量时间的手段，就相当于不用从 0 开始的，可以省时省力快速出结果。

参考文献

[1]Vaswani A, Shazeer N, Parmar N, et al.Attention Is All You Need[J].arXiv, 2017.

[2]ChatGPT by OpenAI. available from https://chat.openai.com, Oct 2024.

[3]Griffith S, Subramanian K, Scholz J, et al.Policy shaping: Integrating human feedback with reinforcement learning[J].Advances in neural information processing systems, 2013, 1(1): 2625-2633.

[4]Kirillov A, Mintun E, Ravi N, et al. Segment anything[C]//2023 IEEE/CVF International Conference on Computer Vision. Paivs: IEEE, 2023: 4015-4026.

[5]Bryant P, Pozzati G, Elofsson A. Improved prediction of protein-protein interactions using AlphaFold2[J]. Nature communications, 2022, 13(1): 1265.

人工智能：药物研发进入新时代

白芳 朱宸葭 钱其洋 王潇宇

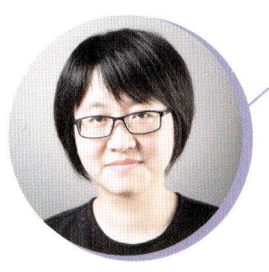

白芳

上海科技大学免疫化学研究所、生命科学与技术学院研究员、博士生导师、课题组组长。国家海外高层次青年人才获得者。她以发展药物设计新计算方法为主，并致力于新药设计与药物作用机制等研究应用课题，开发药物设计相关计算方法和软件 10 余个，在《美国国家科学院院刊》（PNAS）、《自然-通讯》（Nature Communications）、《先进科学》（Advanced Science）等杂志发表 SCI 学术论文 80 余篇。

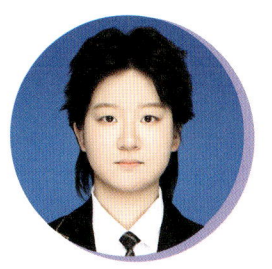

朱宸葭

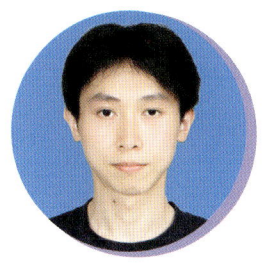

钱其洋

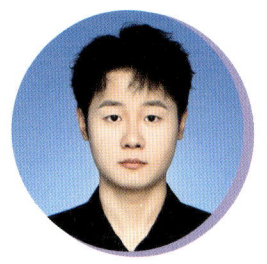

王潇宇

上海科技大学 2024 级生物学硕士研究生

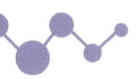 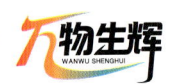

引言

药物研发,作为全球医疗保健体系的核心环节,承载着无数患者对于健康与生命的渴望。然而,传统药物研发路径犹如一场漫长而艰辛的马拉松,不仅耗时费力,而且成功率极低。新药从概念提出到最终上市,往往需要经历 10 ~ 15 年的漫长周期,并伴随着高达数十亿美元的巨额投入。即便如此,临床试验阶段的失败率仍然居高不下,接近 90% 的候选药物在这一阶段折戟沉沙。

与此同时,全球范围内对新药的需求正在不断增长。据世界卫生组织(WHO)发布的《国际疾病分类第十一次修订本》(ICD-11)[1],目前人类已知的疾病总数已超过 55000 种。但令人忧心的是,其中只有 10000 至 15000 种疾病拥有明确的药物治疗方案,仍有数万种疾病,尤其是罕见病和复杂疾病,至今尚无有效的药物可用。这不仅意味着大量患者仍在病痛中挣扎,也对现有的药物研发体系提出了更高的挑战与更紧迫的需求。

然而,随着人工智能(artificial intelligence, AI)技术的迅猛发展,制药行业正迎来一场前所未有的技术革命。AI 以其强大的数据处理能力、智能化的预测与决策,以及高效的自动化流程,正在逐步改变传统药物研发模式,开启了一个全新的智能研发时代。AI 的加入,不仅有望大幅缩短药物开发周期、降低成本,还有望提升候选药物的成功率,推动更多"无药可医"的疾病走向可治之路。

药物研发与基于计算机的虚拟药物设计技术

药物研发的复杂性与挑战

你是否好奇,一颗小小的药丸是如何精准"命中"我们体内的病灶的?这背后,其实是科学家们在两个庞大且复杂的"空间"中进行高难度"匹配游戏"——一个是我们身体内部的生物空间,另一个是潜在具有类药性质的化合物分子空间。

首先,来看生物空间。我们人体由超过 37 万亿个细胞组成[2],而每个细胞里都装着一份完整的基因"说明书"——大约 2 万个蛋白编码基因[3],这些基因控制着蛋白质的生成,而蛋白质则构成了各种"生命机器",比如受体、酶、转运体等。这些蛋白质构成了药物的"靶点",目前科学家

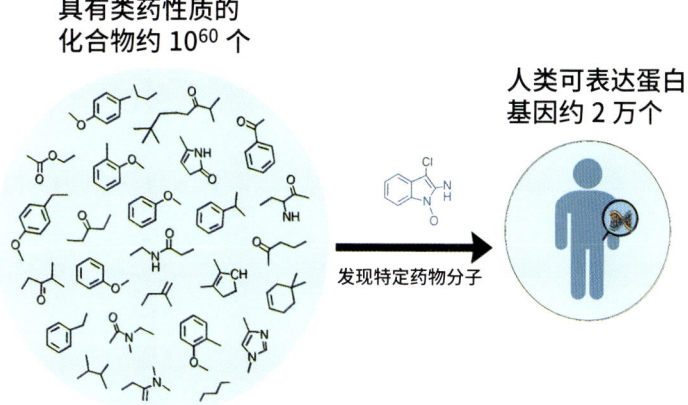

药物发现过程是穿越类药分子"宇宙"以精准匹配疾病靶标生物空间发现匹配分子的过程

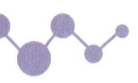 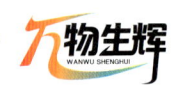

认为潜在的药物靶点可能超过 3000 ~ 5000 种，而在不同疾病状态下，它们的功能和表达方式都可能发生巨大变化。因此，生物空间不仅数量庞大，而且结构复杂，动态多变。

再来看化合物分子空间。也就是我们可以设计、合成的所有可能的药物分子的集合。根据科学家估算，在药物常见的分子量范围（小于 500 道尔顿）内，理论上可以存在的"药物样"小分子多达 10^{60} 种——这是一个后面带着 60 个零的天文数字！而目前全球已知的化合物数据库（如 PubChem、ChEMBL 等）中，记录的化合物大约为 1 亿（10^8）种，只占了其中极小的一部分。

这就意味着，在数以亿计的生物靶点变化中，科学家需要从一个近乎无限的化合物"宇宙"中找到一个能精确作用且安全有效的分子，就像从银河系中寻找一颗特定形状的沙粒。而传统药物研发往往靠大量实验室筛选与试错，不仅效率低下，而且耗资巨大，平均研发一款新药需要

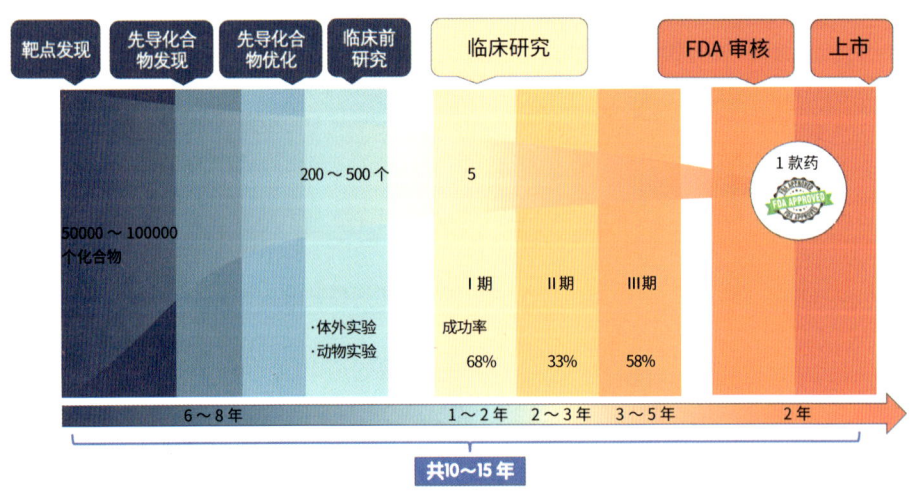

传统药物发现与研发过程概述

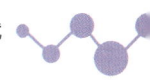

人工智能：药物研发进入新时代

10～15年，投入高达20亿～30亿美元，其中绝大部分候选药物都在临床试验中失败，失败率接近90%。

在药物发现实验室里，科学家们像是在化合物海洋中打捞钥匙。他们要找到能与特定疾病靶点（如致病蛋白质）完美匹配并且对靶点准确调控的分子"钥匙"，这项工作的难度不亚于大海捞针——据统计，往往需要在10万个化合物分子中筛选出100个候选者[4]。更困难的是，这把分子钥匙不仅要能打开"疾病之锁"，还不能胡乱开启其他健康细胞的"门锁"，否则就会产生副作用。

经过初步筛选的幸运分子将进入"改造学校"。化学家们需要改造分子结构使它既能在靶点的分子层面、细胞层面和动物层面的多级实验中证实其疗效，又确保其能被人体高效吸收代谢。这个过程往往需要合成检测超过5000个类似物，才能得到一个满意的分子[5]。

但这只是万里长征第一步。通过临床前测试的分子才能获得参加"毕业考"——Ⅰ～Ⅲ期的三个阶段临床试验的资格。在这个淘汰率惊人的考验中，超90%的候选者将被淘汰：Ⅰ期在健康志愿者体内摸索安全剂量，Ⅱ期在小规模患者中验证疗效，Ⅲ期则要在数千名患者中接受双盲试验的严苛检验。成功率仅1/10的残酷现实中，每一个被"退学"的候选者都意味着数亿美元的研发资金化为泡影[6]。

"分子沙盘"破解现代药学密码

你有没有想过，科学家们正通过游戏般的虚拟世界寻找攻克疾病的钥匙？在这场没有硝烟的分子战争中，被称为计算机辅助药物设计（computer aided drug design, CADD）的超级装备已成为现代药物科学家的秘密武器。

CADD技术利用计算机建立了分子世界的虚拟沙盘，沙盘中的每个原

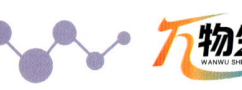 

子都藏着破解疾病密码的关键线索。通过数学和物理模型将药物与靶点的作用抽象出来，建立分子变量与药效等应变量之间的对应关系，以用来帮助筛选分子。当需要阻击导致疾病的"坏蛋白质/基因"时，CADD 会在数字世界模拟数百万种药物分子与靶点的结合效果，就像用超高精度显微镜观察锁和钥匙的咬合过程。

这样的沙盘推演方式可直接筛掉九成不合格的候选者，使实验室阶段研发效率提速数倍。此外，CADD 还能像 3D 建模师般"精修"分子结构：计算机通过量子力学计算并预测药物入体后的代谢路线，指导化学家们改变分子结构以减少副作用，或者增强靶向作用部位药效。

不过，早期的 CADD 系统需要科学家提前设定"必要知识点"才能运转。举个形象的例子：就像完成拼图时只能使用规定形状的碎片，传统 CADD 依赖事先设定的结构规则，如必须包含某些特定的化合物基团（称为官能团），这种方式可能会错过一些有望治疗难治疾病的新奇分子结构。另外，随着现代药物的研发，产生了海量数据，基于传统物理模型的模拟方法的计算负荷已接近极限。

这种技术瓶颈背后，正蕴藏着科技突破的机遇，就像生命科学领域的发展史一样，每当旧工具接近极限，总会有革命性新技术破茧而出。

AI 助力新药研发：现代药学的"超级大脑"

随着科技发展，科学家们迎来了一位超级助手——人工智能辅助药物设计（artificial intelligence-driven drug design, AIDD）。拥有超强学习能力的 AI 技术，除了能在日常生活中为人们提供便利，也正在药物研发领域掀起一场革命。AI 不仅能像科学家一样思考，还能处理海量的生物医学数据，找到人眼无法发现的隐藏规律。

AIDD能在短时间内阅读百万份医学文献，记住数万个蛋白质结构图，还能找出它们之间细微的联系，"隐式"地建立变量与应变量之间的关系，从而无须科学家从海量数据或者超复杂体系中抽象变量和建立数学物理模型。它就像一位永不疲倦的"分子解码师"，在庞大的生物医学数据海洋中寻找开启疾病之门的钥匙。

与传统的CADD相比，AIDD的特别之处在于它的自我进化能力[7]。通过深度学习技术，AIDD可以从海量数据中自动发现规律，并且随着新数据的加入不断优化自己的算法，最终可以发现传统方法难以察觉的线索。例如，AIDD可以通过分析成千上万的基因数据和蛋白质结构，找到新的药物靶点，或者设计出更精准的候选药物分子。当然AI在药物研发流程中的应用场景众多，如下图列举所示。

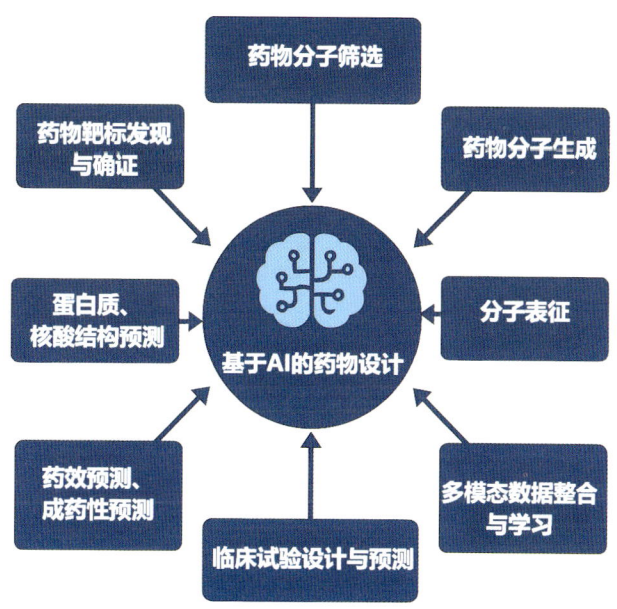

AI在药物研发中的应用场景举例

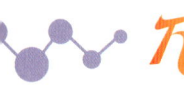 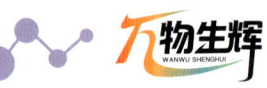

AI 在药物研发中的应用举例

AIDD：药物研发中的"靶向狙击手"

在药物研发这场与疾病的漫长博弈中，科学家们首先要找到关键的战场坐标——"药物靶点"。研究人员需要精准定位导致疾病的基因或蛋白质目标。传统方法依赖海量实验和资料库检索，效率低且容易遗漏关键信息。而 AI 赋予了这个过程革命性的突破。AI 能同时处理基因组和转录组等多组学数据、蛋白质三维结构、临床试验档案等复杂数据，识别出数据中的潜藏模式，并且可通过推理，建立疾病、靶点与潜在药物关系网络，辅助快速定位关键靶点，并能快速实现老药新用。

目前，决策树、随机森林、支持向量机、变形器（transformer）等众多机器学习和深度学习模型均已广泛应用到了组学数据建模和靶点识别中[8]。这种智能化的靶点定位技术，正在为帕金森病、糖尿病等复杂疾病打开新的治疗突破口。在这张看不见的分子战场地图上，AI 正以每秒万亿次的计算速度标定着人类健康的新坐标，为个性化精准医疗打开全新维度。

AIDD-AlphaFold：蛋白质结构预测的革命性突破

蛋白质不仅是生命的基本组成部分，还是药物开发的关键，药物研发中的疾病靶点多为功能紊乱型蛋白质。因为蛋白质的结构决定了它的功能，而药物开发通常依赖于药物分子与蛋白质特定区域的结合。如果我们能准确地知道蛋白质的结构，就能更高效地设计药物。正因如此科学家们才会一直着迷于蛋白质的研究。

如今，一个名为 AlphaFold 的 AI 程序正在彻底改变我们理解蛋白质的方式。AlphaFold 是由 DeepMind 公司开发的一款人工智能程序，它的核心能力是精确预测蛋白质的三维结构[9]。在过去，解析蛋白质结构是一项极其耗时且复杂的任务。科学家们通常依赖 X 射线晶体学等传统实验方法，这些方法不仅需要大量的时间和资源，还对实验条件有着极高的要求。然而，AlphaFold 的出现彻底改变了这一局面。它能够通过计算机模拟，在几小时内预测出蛋白质的结构，大大加速了研究进程。

可以说，AlphaFold 不仅是 AI 技术的一次壮举，更是生命科学领域的一次革命。它为药物研发、疾病治疗及我们对生命的理解提供了全新的视角和强大的工具。通过精准预测蛋白质的三维结构，AlphaFold 极大地缩短了从基因序列到功能解析的时间。在第 14 届蛋白质结构预测评估比赛（CASP14）中，AlphaFold 的中位数主链均方根偏差（RMSD，一种量化预测结构与实验结构之间的偏差的评价指标，越小越好）为 0.96 Å，而其他最佳方法的中位数主链 RMSD 为 2.8 Å。这表明 AlphaFold 的预测结果与实验结构之间的主链偏差非常小，接近实验解析结构的精度水平[9]。它让我们能够更深入地洞察生物分子的相互作用机制，从而设计出更有效的药物，精准靶向疾病根源。同时，基于 AlphaFold 对人类蛋白质组（约 20 000 种蛋白）及 20 种其他物种蛋白质结构的预测，DeepMind 与欧洲分子生物学实验室（EMBL）合作构建了蛋白质结构数据库——AlphaFold 数据库[10]。这一开放资源初始版本已收录超过 360 000 个预测结构，并计划扩展至涵盖 UniRef 90 数据集中超过 1 亿个代表性序列的结构，自上线以来，其访问量迅速增长，已成为结构生物学、药物设计和疾病研究等领域的宝贵数据资源。这不仅加速了生命科学领域的突破性发现，更为系统解析蛋白质功能网络、破解复杂疾病机制和合成生物学设计奠定了数据基础，真正开启了生命科学的新时代。

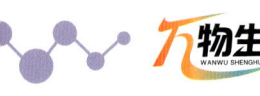

AI+ 生物医药材料前沿

AIDD：分子世界的设计师和"智能拼图师"

当科学家们锁定疾病靶点后，就像拿到了犯罪分子的指纹，接下来需要打造专属的"分子手铐"——这正是新药研发的关键环节。在传统的实验室里，药物化学家需要如同大海捞针般筛选成千上万的化合物，整个过程耗时又费力。

AI技术让这个过程变得高效。智能系统可以同时扫描数百万种分子结构，通过分析它们的三维空间结构和化学特性，快速锁定最可能完美匹配靶点的候选分子。这种强大的能力源于深度学习（deep learning，DL）的突破——系统通过研究数据库中的药物分子，进而预测哪些分子能精准对接靶点。

同时，学习了靶点或相关配体的三维空间结构和化学特性后，利用AI技术还能进行"分子创作"，可以针对该靶点实现分子从头设计生成[11,12]。像设计师一样，基于AI的分子设计技术实现在计算机中绘制出全新的药物分子结构，并预测这些分子与靶点的结合效果，从而大大提高药物分子设计的速度和精准度。这主要是依赖于现在的生成式人工智能技术发展产生的分子生成新方法。这类方法是指通过计算模型和算法，并在一定约束下，比如药物靶点结构或者要求的药效情况来设计和生成符合要求的新的分子结构。与传统的基于计算的化合物筛选方法相比，分子生成的主要优势在于其创新性和高效性。传统方法通常依赖从已有的化合物库中筛选出符合目标需求的分子，虽然有效，但其局限性在于只能探索已有结构，无法设计出全新的分子。而分子生成方法通过深度学习和优化算法，可以从头设计全新的分子结构，拓展化合物库的多样性，极大地提高了创新性和研发效率。但是目前这种新生成分子"落地"也存在一定的挑战，作为全新结构，这类分子的合成路径往往也需要更多的探索和努力。

人工智能：药物研发进入新时代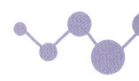

现有挑战

尽管 AI 在药物研发中展现出了极大的潜力，但这项技术的普及和应用仍然面临着一系列挑战。在未来，AI 如何在药物研发中继续发挥作用，解决当前面临的问题，是我们需要进一步思考和探讨的。以下是目前 AI 在药物研发中所面临的主要挑战。

现代药物研发需要处理大量的高质量数据：基因序列就像生命密码本，蛋白质结构类似立体拼图，还有各类临床试验的观察报告。目前这些数据是有限的并且来自不同实验室、不同仪器，格式五花八门，有的像精心整理的手账，有的却像字迹潦草的草稿纸。更麻烦的是，有些关键数据可能根本未被记录，就像缺失几页线索的侦探小说。与此同时，在数据规模越大的同时，算力也得同步跟上。药物研发过程非常复杂，为了达到更好的效果，每一个步骤都应该有一个定制化的算法。

未来发展

未来可以通过进一步整合基因组、蛋白质组、临床表型等多维度数据，构建更全面的疾病模型，进行个性化医疗。想象一下，智能手表不仅能计步，还能通过你的心率曲线预测流感——这正是 AI 驱动的个性化医疗所描绘的未来图景。每个患者的基因身份证都能成为定制药物的黄金密钥，AI 则化身解码大师，将基因密码翻译成精准的治疗方案。

借助数字孪生与器官芯片，通过体外微生理系统模拟人体器官反应，缩小体内外差距。对于慢性病患者，AI 变身为全天候健康管家。它会整合你的运动手环数据、生理指标、饮食记录和睡眠质量，以此搭建个人健康模型。当模型发现血糖趋势异常时，会发出提醒，并自动生成运动和食谱的建议，甚至与医疗机构合作，根据数据修改药物方案。

未来医疗的最大突破或许在于预防。AI正在学习从人体各项指标的微妙波动中捕捉疾病萌芽，并尝试提前化解危机。当这项技术成熟时，吃药可能会变成手机系统升级："叮！检测到心血管有老化倾向，请点击安装预防型药物程序。"

结语

AI正以惊人的速度改变着药物研发的各个方面。从靶点发现、分子设计到临床试验优化，AI的应用不仅大大提高了研发效率，降低了成本，还为药物的精准设计和个性化治疗提供了强有力的支持。虽然AI在药物研发过程中仍面临着数据质量、算法问题等挑战，但随着技术的不断进步和各界的努力，这些问题都有望得到解决。

未来，AI将在药物研发中发挥更加重要的作用，帮助科学家们突破传统方法的局限，开发出更多创新且有效的药物，造福全球患者。随着AI技术的不断发展，我们有理由相信，药物研发的新时代已经到来，这将为我们带来更加健康、个性化的医疗体验。

参考文献

[1] 国家卫健委网站. 卫健委印发《国际疾病分类第十一次修订本(ICD-11)中文版》[J]. 医学信息学杂志, 2019, 40(2): 1.

[2] 米斛. 共生功能体:生物学认知模式的转变[J]. 世界科学, 2023(8):15-18.

[3] 阮长耿. 基因医学——生命科学研究的热点 [J]. 江苏医药, 2001.

[4]Torjesen I. Drug development: The journey of a medicine from lab to shelf[J]. Pharm J, 2015, 12: 1-7.

[5]Myung Y, de Sá A G C, Ascher D B. Deep-PK: Deep learning for small molecule pharmacokinetic and toxicity prediction[J]. Nucleic acids research, 2024, 52(W1): W469-W475.

[6]Hester R E, Harrison R M. Pharmaceuticals in the environment: Volume 41[M]. Royal Society of Chemistry, 2016.

[7]Jiang X, Li F, Zhao H, et al. Long term memory: The foundation of AI self-evolution[J]. arXiv, 2024.

[8]Cai Z, Poulos R C, Liu J, et al. Machine learning for multi-omics data integration in cancer[J]. Iscience, 2022, 25(2): 103798.

[9]Jumper J, Evans R, Pritzel A, et al. Highly accurate protein structure prediction with AlphaFold[J]. Nature, 2021, 596(7873): 583-589.

[10]Varadi M, Anyango S, Deshpande M, et al. AlphaFold protein structure database: Massively expanding the structural coverage of protein-sequence space with high-accuracy models[J]. Nucleic Acids Research, 2022, 50(D1): D439-D444.

[11]Walters W P, Barzilay R. Applications of deep learning in molecule generation and molecular property prediction[J]. Accounts of Chemical Research, 2021, 54(2): 263-270.

[12]Lippert T, Schulz-Gasch T, Roche O, et al. De novo design by pharmacophore-based searches in fragment spaces[J]. Journal of Computer-Aided Molecular Design, 2011, 25: 931-945.

医学人工智能：如何实现真正的公平

姚思琼 戴芳 吕晖

姚思琼

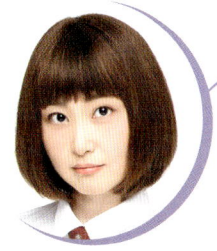

上海交通大学生物信息与生物统计系博士，上海交通大学转化医学研究院助理研究员，上海市图像图形学学会青工委副主委。研究方向包括：医学多模态人工智能算法及混合本构生物力学人体仿真建模等。近三年主持国家自然科学基金1项，上海市教委人工智能项目1项，医学交叉项目5项，以第一/通讯作者在《自然-通讯》（Nature Communications）等期刊发表高水平论文20篇。

戴芳

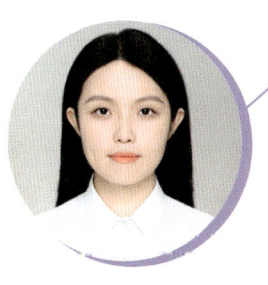

上海交通大学生物信息与生物统计系博士，上海市第十人民医院博士后。长期致力于医学人工智能（AI）领域的研究，重点聚焦于医学 AI 公平性、生成模型在小样本学习中的应用，以及 AI 辅助疾病诊断与治疗预测等方向。相关研究成果发表于《自然-通讯》（Nature Communications）（2篇）。

吕晖

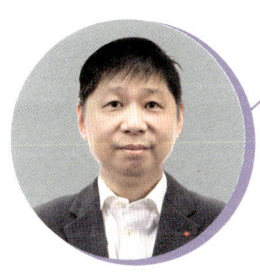

特聘教授、上海交通大学生物信息与生物统计系主任、转化医学研究院数字医学技术中心主任，上海市儿童精准医学大数据工程技术中心执行主任。长期从事生物大数据分析、基因组分析、生物统计、药物研发、医学人工智能等方向研究，在包括《自然》（Nature）、《分子细胞》（Molecular Cell）、《自然-机器智能》（Nature Machine Intelligence）等期刊发表论文百余篇，他引总次数超过1万次。在 AI 医学领域获专利和软著 10 余项。

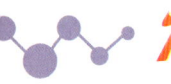 

引言

医学 AI 被寄予厚望，人们期待它能比医生更快、更准确地识别疾病，为医疗决策提供强有力的支持。然而，现实中，人工智能算法有时更像一个"书呆子"——在熟悉的题目上表现出色，一旦遇到超出训练范围的情况，就会陷入困惑。

这样的例子并不少见。医生审阅着 X 线片，AI 判断是骨折，可眼前的孩子却活蹦乱跳，毫无异样；急诊室里，AI 预测一位女性的心脏病风险极低，可她刚走出医院，就因突发心肌梗死倒在街头；甲状腺检查时，AI 报告一切正常，可几个月后，那颗被忽略的结节却被确诊为恶性肿瘤。

这些案例并不意味着医学 AI 没有价值，恰恰相反，它其实在很多场景极大地帮助了医生提升诊断效率。然而，当 AI 主要依赖已有的数据学习，它是否真的能理解每一种情况的个体差异？在面对不同年龄、性别或罕见病情时，它是否能做到同样的准确性实现真正的公平？

医学 AI 的发展充满机遇，但也伴随着挑战。它如何更全面地学习？如何避免数据局限带来的误判和偏差？让我们一起深入探讨，揭开医学 AI 在公平性上的盲点，寻找让技术更可靠、更包容的方向。

AI 是如何形成的？它又是如何工作的？

AI 早已从科幻走进现实，成为改变世界的重要技术。从能与人对话的大语言模型，到识别路况的自动驾驶，再到精准分类图像的识别系统，AI 的发展令人惊叹。但它究竟是如何形成的？又是如何工作的呢？

什么是 AI？

从本质上讲，AI 是利用计算机和机器人来模拟人类大脑的思考和决策能力，目标是创造能够像人类一样工作和反应的智能机器。AI 通过学习大量数据，识别模式，并做出相应的决策，赋予机器一定的智能，使其可以在不同环境中执行任务。近年来，随着深度学习和大数据的发展，AI 取得了突破性进展，并在多个领域展现出了惊人的应用能力。近年来，大语言模型（large language model, LLM）如 ChatGPT、Claude、Gemini、DeepSeek 等，已经成为许多行业的高效助手。在日常办公中，AI 可以自动生成报告、总结文档、撰写新闻稿，甚至帮助程序员编写代码、优化算法。在教育领域，AI 可以解答学生问题、提供个性化的学习方案。在法律和金融行业，它能高效分析合同、辅助法律文件撰写、提供财务建议，极大地提升了生产力。

在动画制作方面，过去需要大量手绘或建模，而如今 AI 工具如 Stable Diffusion、Midjourney 可根据文字描述生成精美插画，Runway AI 甚至能生成短片。迪士尼、皮克斯等公司已将 AI 应用于动画特效，显著加快了制作流程。

自动驾驶是 AI 在现实世界的重要应用。特斯拉、Waymo、小鹏、蔚来等企业正推动 AI 驱动的自动驾驶系统，通过摄像头与激光雷达感知环

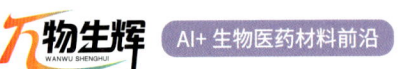

境,并用深度学习模型实现自动加速、转向等操作。目前,高级辅助驾驶已能在高速和部分城市路况中自主运行,虽然完全无人驾驶系统仍待突破,但 AI 已让出行更智能、安全。

在人形机器人领域,AI 是"大脑",机器人是"身体"。特斯拉的 Optimus、波士顿动力的 Atlas 展示了融合 AI 的机械系统能执行搬运、装配、送货等任务。具备视觉、听觉和语音理解能力的机器人,正逐步走进现实,有望成为未来的家庭助手。

从办公、创作到出行、生活,AI 正在推动社会的深刻变革,提升效率与创造力,也加速科技进步。尽管仍面临安全、伦理与公平性等挑战,但 AI 的影响力将持续扩展,并将深刻改变我们的生活方式。

AI 在医学中的核心优势:精准、高效、减负与拓展

AI 在医学领域的应用已日益广泛,从医学影像分析到个性化健康管理,再到新药研发,它正以前所未有的速度改变医疗行业。许多医院已经在使用 AI 进行乳腺 X 射线分析、心脏功能评估和肺癌筛查等,尽管不可能全面代替医生,但相关研发正在不断推进。在新药研发方面,AI 通过精准的预测模型提高了药物发现的成功率,缩短了研发周期,降低了成本,并提升了整体效率。同时,AI 还能整合血压、心率、体温、睡眠等健康数据,实现个体化健康监测和预后管理,使医疗决策更加精准和智能。

医学 AI 的核心优势主要体现在精准与高效上。通过先进的图像识别和深度学习技术,AI 可辅助医生进行更加精确的诊断,如识别肿瘤的良恶性、检测骨折、辅助肠镜检查等,不仅提高了诊断的准确性,也减少了医生的疲劳。同时,AI 还能降低医生的工作负担,如语音输入系统可自动将医生的诊疗记录转化为文字,减少书写压力,提高问诊效率,并降低信息

遗漏的风险。此外，远程医疗的兴起让 AI 在医疗资源分配方面发挥了巨大的作用，特别是在偏远地区，AI 辅助的远程会诊和手术大大降低了医疗成本，并提升了患者的就医体验。

更值得关注的是，AI 在医学高科技领域的突破同样令人惊叹。它不仅在语言理解方面取得了显著进展，使医生可以更便捷地与系统交互，还在基因编辑和自动化医学研究方面展现出了极大的潜力。AI 赋予了医疗行业更智能化的能力，让过去依赖经验和长时间实验的医学探索变得更加精准和高效，也让曾经难以想象的医疗创新逐步成为现实。

AI 的核心：学习与训练

AI 的能力并非凭空而来，而是依靠大规模数据和强大的计算能力训练而成。它的本质是模拟人类的学习过程，通过数学算法建立复杂的模式识别能力。以大语言模型，以 ChatGPT 和 DeepSeek 为例，它被喂入海量文本数据，学习人类如何组织语言、表达观点，并通过预测下一个最可能的单词来生成连贯的对话。例如，自动驾驶 AI 需要"阅读"无数的视频和传感器数据，理解道路规则，并在行驶过程中不断优化决策。

数据对于 AI 来说至关重要，它不仅是 AI 学习的基础，也是决定 AI 性能的关键因素。AI 能否精准地识别模式、做出合理的推断，完全取决于它所接受的数据是否丰富、多样且高质量。数据的质量直接决定了 AI 的泛化能力。一个模型如果仅仅在有限的环境下训练，如自动驾驶 AI 只在晴天的高速公路上学习，那么当它遇到雨雪天气、复杂路况或突发状况时，可能会无法做出正确的判断。因此，数据的多样性至关重要，AI 需要接触尽可能多的场景和变量，以提高其适应能力。这也是为什么许多 AI 研发机构不断收集新数据，不断优化模型，使其能在不同情况下都保持高水平的表现。

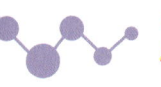

AI+ 生物医药材料前沿

然而，数据不仅仅是 AI 的"养料"，它也带来了挑战。数据隐私、数据偏见及数据质量问题都是 AI 发展过程中必须面对的难题。因此，AI 的发展不仅依赖于强大的算法和计算能力，更取决于高质量、多样化的数据支持。数据越丰富、越多样，AI 的学习能力就越强，预测的准确性也就越高。

现实生活中的 AI：智能，却未必公平

AI 的发展为社会带来了巨大机遇，同时也引发诸多挑战。一方面，AI 通过提升效率和创造经济价值，广泛应用于体力劳动和复杂逻辑任务，甚至在某些领域超越人类。另一方面，它也导致大量重复性岗位被取代，重塑了劳动力市场结构，进一步加剧了社会不平等，使部分群体面临失业与边缘化风险。

此外，AI 强大的决策能力也可能放大社会固有的偏见。由于算法依赖人类数据进行训练，而这些数据本身可能带有歧视，AI 在招聘、信贷、医疗等关键领域中容易产生不公，造成群体性差异对待，推动社会进一步分化。

在享受 AI 带来便利的同时，如何防范其带来的社会风险成为关键。尽管人们期望 AI 实现超越人类的智能，但现实表明，其运作逻辑深受人类设计所限，若缺乏监管与伦理约束，AI 反而可能放大不公，使弱势群体更加脆弱[11]。

因此，在 AI 重塑社会结构的过程中，公平性问题必须被优先关注。欧美国家的相关经验与案例为我们提供了警示和借鉴，提醒我们：技术发展不应以牺牲公平为代价。

医学人工智能：如何实现真正的公平

案例一：AI 在司法系统中的种族偏见

在美国，AI 被用于预测罪犯再犯风险的辅助判刑。然而研究发现，其在黑人被告中存在系统性高估风险的问题，反映出 AI 继承了司法数据中的种族偏见。这种偏差可能导致黑人面临更严厉的司法结果，加剧社会不公[2]。

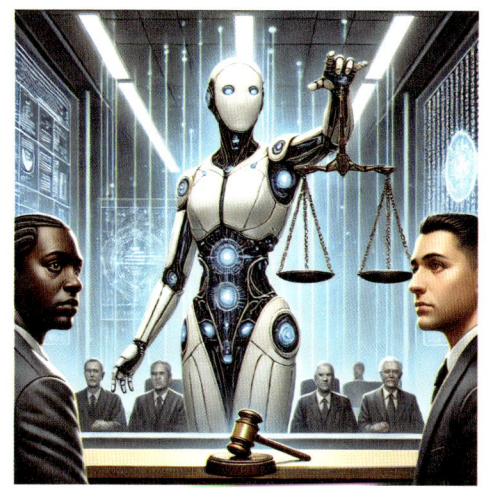

算法的天平：AI 司法中的隐形偏见

案例二：自动化招聘中的性别歧视

某科技公司使用 AI 招聘，却因历史数据中男性占技术岗位多数，导致 AI 将男性视为优选对象，女性评分被系统性压低。AI 虽无意识，但会放大已有的性别偏见，最终违背其提升效率的初衷[3]。

案例三：人脸识别技术中的种族与性别偏见

人脸识别技术在非洲裔女性中的识别准确率明显低于白人男性，系统

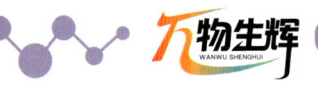

对女性总体识别率也偏低。这种不均衡可能造成身份验证失败或误识别，影响个人权益，尤其在安保、支付等场景中产生严重后果[4]。

案例四：AI 进化带来的隐性偏见与不平等

尽管 AI 大模型如 ChatGPT 优化了公平性，但仍存在刻板印象，如将护士与女性、工程师与男性联系，或在图像识别中将厨房场景人物自动识别为女性。此外，某 AI 在多语种环境下表现不均，英语回答准确率明显高于其他语言，强化了语言与地区间的技术不平等。新兴市场因缺乏计算资源与数据，也在全球 AI 竞争中处于弱势地位，形成"强者愈强"的格局[5]。

公平的定义：从人类社会到 AI 世界的探讨

面对 AI 应用中的种种不公平现象，我们必须回归一个根本问题：什么是公平？公平并不是一个容易界定的概念，不同文化与社会背景对其理解各异，因此在讨论 AI 的公平性之前，应先厘清人类社会中的公平原则。

公平的直观体现之一，是体育竞技中的奥林匹克精神。体育比赛强调公平竞争，确保运动员能够在相同的规则和条件下进行角逐，避免人为的不公。公平的定义随着时代而演变。古希腊哲学强调守法和平等，倡导价值对等和合理分配；近现代社会则强调权利保障、契约平等与按劳分配。马克思主义强调不仅机会要平等，还要防止资源向少数集中。现代社会学也提出公平应具备中立性，不论群体身份如何，都应获得相对平等的对待。

统计学中，群体公平与个体公平为衡量标准。群体公平主张各群体享有相近利益，类似"同一起跑线"；个体公平则强调能力相近者应有相近机会，对弱势群体应给予更多支持。

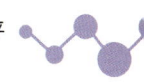

在医疗领域,世界卫生组织提出应确保所有人公平获得服务,避免 AI 放大已有偏见,并缩小提供者与患者之间的权力差距[6]。然而现实中,AI 模型往往继承了社会原有的不平等。例如,弱势群体因缺乏保险或病历记录不完整,数据代表性不足,进而影响 AI 的判断,造成诊断与治疗建议的不公,加剧医疗资源的失衡。

这些不同的公平理念为我们理解 AI 的公平性提供了多维视角。如果 AI 也要遵循公平原则,那么它应该更倾向于机会公平、结果公平,还是补偿公平? 这些问题需要进一步探讨,并成为 AI 伦理和技术优化的重要研究方向。

医学 AI 的不公平现象及其带来的问题

医学 AI 在优化资源利用和提高诊断精度的同时,也暴露出诸多公平性问题,尤其是在器官移植、心脏病诊断、药物剂量预测以及跨区域疾病建模等关键医疗领域中。这些问题往往源于数据不均衡、社会结构性不公以及模型设计中的隐性偏见等,从而可能加剧医疗资源分配的不公平性,影响特定群体的健康权益。

医疗资源分配不公,加剧健康不平等

澳大利亚曾开发出一款 AI 算法,用于优化肝脏移植的匹配流程。传统的"先到先得"规则虽然在程序上公平,但未能考虑患者病情的紧急程度[7]。AI 通过分析患者的年龄、疾病史、血型等因素来预测移植成功率,并优化器官分配。然而,研究发现,该模型低估了某些高风险患者的紧迫性,并存在对亚洲患者不利的偏差,导致他们在移植排名中处于劣势,错失最

佳治疗时机。这种情况会加剧医疗资源的不公平分配，使社会现有的健康差距进一步扩大。同样，在美国的器官移植系统中，黑人、西班牙裔和拉丁裔患者的等待名单比例明显低于白人，反映出 AI 可能会在无意间继承社会现有的不平等，从而影响医疗资源的合理分配[8]。

误诊和错误治疗，危害患者健康

AI 在医学影像分析中的种族偏差也十分明显。例如，在主流的 AI 心脏分割模型中，对白人患者的诊断准确率高达 93%，但对黑人患者的诊断准确率仅有 85%。这种差异往往源于训练数据的不均衡，导致 AI 在面对某些群体时表现欠佳。虽然数据的增加可以改善模型的整体准确性，但如果这些模型被用于医疗资源的分配，而非仅作为辅助诊断工具，那么少数族裔可能会因低准确率而被误诊，影响治疗效果。对于依赖 AI 进行疾病筛查和风险预测的医院而言，这种偏差可能直接影响患者的生存率，甚至增加医疗纠纷和法律责任。

弱势群体的医疗可及性下降

在药物剂量预测领域，AI 也存在隐性偏见。由于偏远地区或经济条件较差的患者较少参与临床试验，导致 AI 主要基于健康人群的数据进行训练，从而在预测特定人群的药物反应时出现误差。这种数据缺失可能导致 AI 推荐的剂量对某些群体不适用，甚至会增加药物副作用的风险。此外，欧美建立的疫情预测体系也暴露出类似问题。基于美国人口数据训练的 AI 在预测东南亚一些国家的疫情发展时准确率较低，说明 AI 在跨区域迁移时可能出现适用性下降的问题。因此，在医疗 AI 应用中，需要结合迁移学习等技术，确保模型能够适应不同地区和人群，而非简单地直接移植国外训练的模型。

医学 AI 的公平性问题不仅体现在明显的资源分配和种族偏见上，还可能存在难以察觉的系统性误差。例如，在我们构建的甲状腺肿瘤的 AI 诊断系统中，深度学习模型在常见亚型上的表现较好，但在罕见亚型的判断上往往不够精准。这主要是由于训练数据的不足，导致 AI 对少见病变特征的学习能力受限[9]。

不公平的医学 AI 不仅会影响个体患者的健康，还可能扩大社会不平等、破坏公众信任、加剧医疗资源的分配不公，甚至在政策和保险层面引发深远的社会影响。因此，在 AI 医学应用中，必须严格审查数据质量、优化算法公平性，并确保 AI 诊断和决策不会在无意间加剧社会结构性问题。

优化医学 AI 公平性：挑战与改进方向

例如，在甲状腺癌的 AI 诊断中，不公平问题已对特定患者群体的诊断准确性造成直接影响。要优化 AI 的公平性，首要步骤是明确存在的不公平现象，深入分析其根源，进而制定有针对性的改进策略。甲状腺癌诊断中的不公平现象主要来源于对罕见亚型的忽视。目前 AI 诊断系统大多是基于常见亚型进行训练，而罕见亚型由于数据稀缺，并未被充分研究和优化，导致 AI 对这部分患者的预测效果较差。具体来看，不公平的来源包括以下两个方面。①罕见亚型被忽视：由于罕见亚型样本数量少，训练数据集中缺乏专门的观察和分析，AI 并未单独对罕见亚型进行优化。这意味着 AI 在学习过程中，默认将罕见亚型归类到常见亚型中，使得这部分人群在诊断中被边缘化。②数据不均衡导致模型偏心：由于常见亚型的样本数量远大于罕见亚型，AI 在训练时倾向于优化对常见亚型的预测效果，

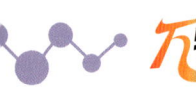

以提升整体准确率。这样一来,罕见亚型的预测效果反而可能持续下降。AI 在学习时会不自觉地"偏心",对罕见亚型的识别能力不足,导致该类患者更容易被误诊或漏诊。

要解决这一问题,应从数据采集、模型训练、评估与应用等多个层面进行系统优化。首先,数据层面应使用数学优化或重采样等技术,使 AI 更关注罕见亚型患者,避免样本不平衡造成的忽视。在数据收集过程中,也需去除社会、种族等人为因素干扰,仅基于生理特征构建模型,防止引入种族或性别偏见。

其次,应关注地区差异。在模型迁移应用时,不同地区的医疗条件、疾病谱和患者特征可能存在较大差异,因此不能直接使用外部模型,而需结合本地临床经验进行调整。类似的,性别偏差也是 AI 设计中的重点问题,模型训练应确保男女样本数量大致均衡,从而提升对不同性别人群的诊断准确性。此外,对于老年人、残疾人或偏远地区人群,应在数据采集中纳入更丰富的样本,使 AI 模型在训练阶段接触更多元的人群,提高其在边缘群体中的适应性。

第三,时间偏差亦不容忽视。医学知识、疾病谱和诊疗工具都在不断更新,若 AI 模型不随着时间调整,可能导致预测失效。因此,AI 系统需定期进行性能校准和参数更新,保持临床可用性和准确性。

第四,要真正解决 AI 的公平性问题,最重要的是在 AI 应用中引入人的判断。虽然 AI 在某些任务上已经接近甚至超越人类,但它仍然无法完全理解医疗中的伦理和社会因素,缺乏伦理判断能力。为保障公平性,在 AI 设计和应用过程中,应该引入伦理、法律、社会学等跨学科专家的合作,参与模型设计和评估,制定全面的公平性标准。并确保模型在考虑医学精准度的同时,也兼顾社会公平性。跨学科合作不仅有助于从技术角度优化

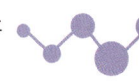

AI，也能从法律和道德层面确保 AI 的公平性，使其在医疗行业的应用更加可靠和负责任。只有通过技术优化与人文监管的结合，才能真正实现医学 AI 公平的可持续发展。

数据科学家：优化去偏机制，确保数据公平

为了确保 AI 在医学领域的应用更加公平，数据科学家们需要对数据进行严格的代表性评估，检查数据是否涵盖了所有相关人群，以避免因数据采集的偏差导致模型对某些群体的误判。同时，可以通过抽样分析来检测常见的偏见，并在 AI 训练过程中采取去偏策略，防止模型在学习过程中进一步放大已有的不公平现象。

在 AI 战略层面，我们需要建立一整套去偏机制，包括数据清理、算法优化及公平性评估等，并通过跨学科合作，联合医学、社会学、法律和伦理学专家，共同讨论如何使 AI 在医学领域更公平地发挥作用。当然，AI 并不只是带来公平性挑战，它同样是推动医疗行业进步的强大工具。例如，在远程医疗中，AI 使医疗资源更加可及，帮助偏远地区的患者获得更及时的诊断和治疗。因此，我们在探讨 AI 的公平性问题时，不能因噎废食，而应在解决不公平性的同时，充分发挥 AI 的优势。

医生：理解 AI 机制，提高判断能力

作为医学 AI 模型的使用者，医生不仅要掌握专业知识，还需了解 AI 的基本原理，并具备识别其潜在问题的能力。未来医生若能在学习阶段就接触 AI，了解其优缺点，将能更自信、理性地应用 AI 技术。随着 AI 工具日益成熟，使用门槛已大幅降低，医生无须编写程序便可直接使用，有助于医学教育将 AI 融入课堂。

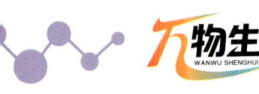

在医学教育中，尽早引入 AI 训练能帮助学生理解其能力边界。通过设计带偏见的数据集或在不同医院测试同一模型，学生可认识到数据质量与环境差异对 AI 表现的影响，从而提升其判断力。AI 能显著提高工作效率，但不能被盲目信赖。医生需保持独立思考，明辨 AI 在不同情境下的可靠性。通过系统化培训，医生能在实践中更好地运用 AI，同时规避潜在风险。

政府：制定政策，推动公平 AI 发展

政府、监管机构和司法系统应当采取一系列切实可行的措施，以确保 AI 在医学等关键领域的公平性，减少因算法偏见导致的不公平现象，同时推动 AI 透明、安全、可持续的发展。首先，政府需要牵头制定 AI 伦理与公平性标准，确保 AI 在各个群体中的应用不会加剧社会不平等。为此，建立更具代表性的数据集至关重要，政府应推动开放和整合涵盖不同性别、种族、年龄和社会经济水平的医学数据库，以减少训练数据的局限性。此外，还需设立专项研究基金，鼓励科学家开发去偏算法，优化模型适应性，使 AI 在不同群体中的表现更加均衡。国际合作同样不可忽视，各国需要共同制定 AI 监管、数据治理和公平性评估的全球标准，确保 AI 在跨境应用中不会因数据或算法的偏差导致不公平现象。

监管人员：监测 AI 影响，确保透明性

在技术监管方面，建议监管机构加强对 AI 透明度和可解释性的要求，确保 AI 诊断和决策过程透明化，以避免 AI 变成难以追责的"黑箱"技术。所有涉及医疗、金融、就业等社会核心领域的 AI 模型，在投入使用前都应通过严格的公平性测试，以防止无意间放大社会的不平等。同时，监管

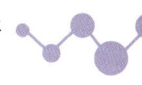

机构需要建立 AI 责任追溯机制，明确当 AI 造成不公平或误判时，各方的责任如何划分，并提供有效的申诉和补救途径。此外，AI 在实际应用中的影响需要长期监测，建议通过独立审查和数据分析，对 AI 在医疗和社会决策中的公平性进行持续评估，以防止新型的技术偏见出现。

法律层面的保障同样至关重要。司法机构需要完善法律框架，明确 AI 误判或偏见导致的不公平待遇时，开发者、使用者和管理者的法律责任，确保 AI 决策的公平性。制定专门的 AI 伦理法规，禁止使用可能造成歧视或资源不公平分配的算法，并确保 AI 在医疗、金融、就业等关键领域的应用符合公平性原则。同时，设立 AI 纠纷解决机制，使受 AI 影响的个人或群体能够寻求法律援助，维护自身权益。AI 的法律治理需要跨学科合作，因此，笔者建议司法机构与 AI 研究人员、社会学家、伦理学家紧密合作，确保法律法规能够适应 AI 技术的快速发展，并提供合理的监管框架。

共同努力，构建公平的 AI 生态

AI 的公平性问题无法依靠单一领域解决，而需要数据科学家、医生、政府和监管人员的共同努力。通过优化数据和算法、提高 AI 使用者的判断能力、制定公平政策、加强监管，我们可以确保 AI 在医疗领域既能带来技术创新，也能维护社会公平。只有各方协同合作，AI 才能真正成为促进公平和改善医疗资源分配的强大工具，而不是加剧社会不平等的技术陷阱。

参考文献

[1]Starke C, Baleis J, Keller B, et al. Fairness perceptions of algorithmic decision-making: A systematic review of the empirical literature[J]. Big Data & Society, 2022, 9(2): 20539517221115189.

[2]Khademi A, Honavar V. Algorithmic bias in recidivism prediction: A causal perspective (student abstract)[M]//Proceedings of the AAAI Conference on Artificial Intelligence. California:AAAZ Press, 2020.

[3]Fabris A, Baranowska N, Dennis M J, et al. Fairness and bias in algorithmic hiring: A multidisciplinary survey[J]. ACM Transactions on Intelligent Systems and Technology, 2025, 16(1): 1-54.

[4]Krishnan A, Almadan A, Rattani A. Understanding fairness of gender classification algorithms across gender-race groups[C]//2020 19th IEEE International Conference on Machine Learning and Applications (ICMLA). Miami: IEEE, 2020: 1028-1035.

[5]Zhang D, Zhang Y, Bihani G, et al. Hire me or not? examining language model's behavior with occupation attributes[J]. arXiv, 2024.

[6]World Health Organization. Global strategy on human resources for health: Workforce 2030[M]. Geneva: WHO Press, 2016.

[7]Li C, Jiang X, Zhang K. A transformer-based deep learning approach for fairly predicting post-liver transplant risk factors[J]. Journal of Biomedical Informatics, 2024, 149: 104545.

[8]Vyas D A, Eisenstein L G, Jones D S. Hidden in plain sight—reconsidering the use of race correction in clinical algorithms[J]. New England Journal of Medicine, 2020, 383(9): 874-882.

[9]Yao S, Dai F, Sun P, et al. Enhancing the fairness of AI prediction models by Quasi-Pareto improvement among heterogeneous thyroid nodule population[J]. Nature Communications, 2024, 15(1): 1958.

手术机器人的前世今生

赵琛 曹煜桢 徐凯

赵琛

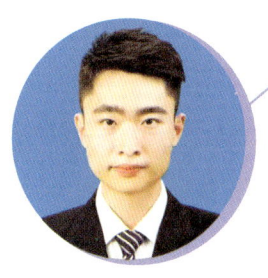

上海交通大学机械与动力工程学院博士后。主要研究方向为并联机器人及手术机器人设计。发表SCI论文10余篇，授权中国发明专利6项。

曹煜桢

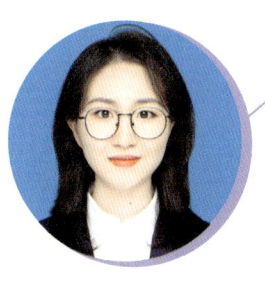

上海交通大学机械与动力工程学院在读硕士。主要研究方向为单孔手术机器人腔镜图像处理和器械视觉伺服研究。在国际知名期刊和会议上发表论文2篇，授权中国发明专利1项。

徐凯

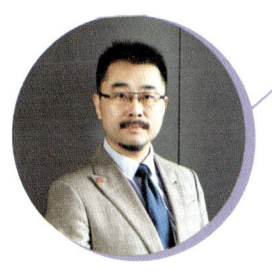

上海交通大学机械与动力工程学院教授，博士生导师。清华大学精密仪器与机械学系学士、硕士，哥伦比亚大学机械工程系博士。主要研究领域为医疗机器人、连续体机器人、特种工业机器人等。入选教育部"新世纪优秀人才支持计划"，获国家自然科学基金委员会"优秀青年科学基金"。2017年至2019年担任机器人领域顶级杂志IEEE Transactions on Robotics副编辑，发表高水平SCI及会议论文100余篇，授权中国发明专利19项。

 AI+ 生物医药材料前沿

手术机器人是集临床医学、机械学、生物力学、计算机科学等学科于一体的集成操作系统。得益于机械控制、视觉成像、光电技术、人工智能等技术的发展，手术机器人在医疗领域的应用推动手术向智能化、精准化、微创化方向发展。在提升手术效果、改善医生工作环境的同时，手术机器人技术可以进一步减轻患者创伤，实现更加安全可靠、重复性高的手术治疗。

虽称为"机器人"，但手术机器人距离真正代替医生、独立进行手术的智能时代还有很长的发展路程，目前仍处于辅助医生完成手术的半自动阶段，针对不同病理而形态各异的手术机器人只能取代或增强医生的手部动作，操作决策还需要医生的判断。因此在数十年发展的经验积累下，继续探索以提高患者获益为最终目标、融合更加完善智能技术的手术机器人具有很大的挑战和重要的意义。

手术机器人的起源与发展

更微创的手术有利于减少大创口给病人带来的痛苦、加快术后恢复速度，是促使手术机器人出现的重要原因[1]。同时，机器人精准的定位和动作，使其在需要精细操作的手术场景中发挥重要作用，因而已在普外科、神经外科、泌尿外科、骨科、妇科等多个领域得到应用。按照手术目标脏器类型，

手术机器人可分为硬组织机器人和软组织机器人。针对硬组织，主要包括神经外科手术机器人和骨科手术机器人；针对软组织，可分为腔镜手术机器人、经自然腔道内镜手术机器人、血管介入手术机器人和经皮穿刺手术机器人。

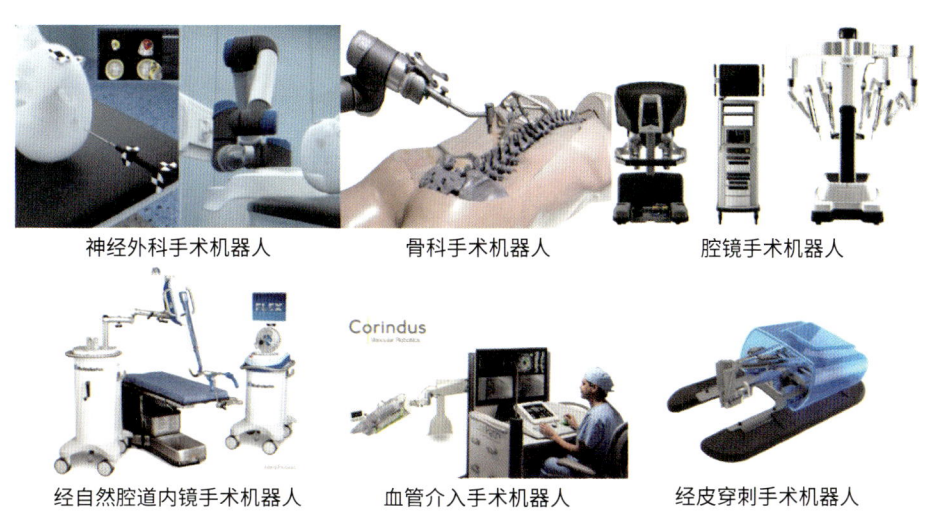

神经外科手术机器人　　骨科手术机器人　　腔镜手术机器人

经自然腔道内镜手术机器人　　血管介入手术机器人　　经皮穿刺手术机器人

手术机器人分类

手术机器人发展初期主要集中在工业机器人到手术机器人的应用探索，以神经外科和骨科为主要手术场景，利用工业机器人定位精度高的优势实现简单的手术操作。1985年，郭易山（Yik San Kwoh，音译）等采用PUMA 200工业机器人完成了神经外科脑部手术，是机器人技术在手术场景中的首次应用，从而拉开了手术机器人发展的序幕[2]。1988年，探针（Probot）系统完成了手术机器人辅助下的首例前列腺手术。1992年，集成外科系统公司设计的机器人医生（Robodoc）系统完成了全髋关节置换术，并获得首个美国食品药品监督管理局（FDA）认证。在神经外科手术中，手术机器人实现了用微创手术替代传统开颅手术的重大转变。定位问题是

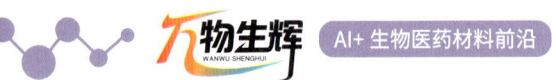

手术中的关键,传统神经外科手术使用立体定向手术工具,需要患者在清醒时佩戴头架,过程十分痛苦,同时手术耗时长、视野存在死角。手术机器人利用机械臂实现精准定位,可应用在癫痫、帕金森病、脑肿瘤和脑出血等治疗中。传统骨科手术中的关节置换手术、脊柱手术、骨科创伤手术具有精度差、截骨误差高、植钉不良率高等临床痛点,手术机器人的使用可提高手术精确度、稳定性,减少神经血管的损伤及避免瘫痪等严重并发症。

随着显微手术和腹腔镜手术的实现,手术机器人发展进入突破阶段,面对临床需求实现了更加灵活精巧的动作、更高的手术精度,同时采用遥操作大幅减轻了医生的疲劳程度。显微手术与发展初期的神经手术最大的区别在于前者不再通过植入电极进行刺激,而是对神经直接操作实现治疗。从开放手术到腔镜手术再到经自然腔道手术,手术方式逐渐向微创化发展。1993年,美国电脑动作公司开发的伊索(Aesop)机器人完成首例腹腔镜手术,在此基础上研制的Zeus系统采用了主从遥操作技术。1997年,直觉外科公司研制的达芬奇手术系统完成首次人体试验,并于2000年获得美国FDA批准,在保证患者创伤面积小的基础上,提高了手术操作的精准性和灵活性,使机器人技术在手术场景中的应用得到更加广泛的关注。针对腔镜手术中器械运动受限、器械通过人体切口的"跷跷板效应"、术野差、医生容易疲劳等临床痛点,达芬奇手术机器人通过植入腕部关节增加腔内灵活性,采用主从遥操作运动实现直观操作,并通过高清双目成像形成直观的手眼协调循环。

达芬奇手术机器人在商业化上的巨大成功,推动手术机器人进入多元化发展阶段,在关节手术、脊柱手术、单孔腔镜手术、多孔腔镜手术、血管介入手术、神经外科手术等场景中取得进一步发展。

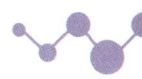

典型手术机器人的技术浅析

神经外科手术机器人

1985年，美国长滩纪念医学中心放射科郭易山团队使用工业机器人PUMA 200进行了脑部立体定向活检，利用工业机器人重复定位精度高的特点引导穿刺针进行活检。但因患者头部相对于机器人基座难以进行配准，手术系统的总体精度仍不太高。1991年，智慧女神（Minerva）是最早能提供实时影像引导的系统，可以自动进行皮肤切开、颅骨钻孔和仪器操作，并利用术中CT扫描克服脑组织移位问题。该系统虽然提高了精确性，但辐射和操作安全性存疑，后续即停止研究。1997年，神经伙伴（NeuroMate）是最早获得美国FDA批准的用于临床的神经外科手术机器人，机器人采用五自由度和低速设计，可实现术中有框架和无框架定位。

按照操作方式，神经外科手术机器人可分为定位型和操作型。定位型手术机器人如英国的NeuroMate、美国的探路者（Pathfinder）和罗莎一号大脑（ROSA ONE Brain）、国内的华科精准西诺机器人（Sino Robot）和华志微创CAS-R-2。操作型手术机器人需要对神经进行精细调整，对机器人系统的要求远高于定位型。目前已有大量定位型手术机器人实现产业化，但操作型机器人绝大多数还处于实验室阶段，甚至可能需要克服在核磁环境下精准操作的驱动、传感、控制和无菌化问题。神经手臂（NeuroArm）是首台具备颅内操作功能的神经外科手术机器人系统，系统对磁共振成像无干扰。

感知与定位是神经外科手术机器人的关键技术，包括病灶、局部和全局的感知与定位。病灶的感知与定位通过多模态三维可视化影像处理技术

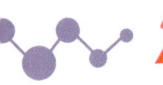 

实现,包括电子计算机断层扫描(CT)、磁共振成像(MRI)、正电子发射计算机断层成像(PET)、弥散张量成像(DTI)技术,多用于术前进行更加安全有效的手术规划。局部感知与定位通过配准实现术中的病灶定位,可采用植入、粘贴标记或3D结构光/表面重建的方式。手术环境的全局感知基于智能避障和姿态补偿技术实现,为未来自动化手术奠定基础。

骨科手术机器人

19世纪及以前,骨科手术还处于依赖医生经验的时代。20世纪中后叶,随着影像技术的发展,影像引导医生可以进行更加精准的骨科手术。到了21世纪,机器人在手术中的应用使骨科手术进入了机器人智能辅助时代。

最早实现技术和商业应用的骨科手术机器人分为被动型、半主动型和主动型三种。主动型机器人自主完成手术过程,包括1986年美国的机器人医生和1997年德国的卡斯帕(Caspar)。该类手术机器人出现的时间最早,但因安全性、手术效率、准备时间等问题,此类系统无法得到推广与应用。因此,目前骨科手术以半主动型和被动型机器人为主。半主动型机器人由医生与机器人共同操作;被动型机器人本身不进行手术操作,医生具有完全的主动控制权。1992年,伦敦帝国理工学院开发了首个半主动型骨科机器人,首次引入"触觉感知"理念,并将术前规划信息映射到手术操作区域,由机器人提供操作区域约束,医生通过拖拽实现骨骼成形操作[3]。

骨科手术机器人典型的系统组成中,导航定位系统采用光学定位、术中CT、磁导航等方式,进行经济适用的配准定位;手术规划系统实现智能化建模与规划;机械臂执行系统通过满足临床需求的高性能硬件与运动控制,实现机械臂的操作。

在脊柱外科手术中,目前手术机器人主要针对的临床术式为椎弓根钉固定术，采用医学影像规划实现空间精准定位，机械臂自主完成或导引医生完成植入通道钻制操作。针对创伤骨科手术，前期的研究主要应用于四肢长骨骨折复位手术，但由于骨折手术分型的多样性，创伤骨科机器人目前还没有实现广泛的临床应用与产品化推广。

血管介入手术机器人

血管介入手术是在医学影像导航辅助下，操作导管、导丝等介入器械在患者血管中按术前规划路径前进，精准到达病灶位置并进行治疗。传统血管介入手术中，医生在透视成像的辅助下，通过在血管内递送、旋转导丝导管完成血管内壁支架搭建、血栓溶解和药物放置。但长期暴露在辐射中，对医生健康造成严重威胁，同时铅防护围裙负重大，手部疲劳、颤抖等因素对操作精度带来较大影响。因此血管介入手术机器人通过辅助医生远程控制导管、导丝进行手术，可避免X射线暴露，实现更高的操作精度和更稳定的手术结果。

早期的血管介入手术机器人基于磁导航系统。2004年，美国立体定位（Stereotaxis）公司设计了第一代磁导航系统Telstar，但系统需要特殊的导丝、导管，无法进行球囊、支架操作，同时操作距离和力量有限。2006年，以色列RNS血管介入手术机器人系统采用了电机械系统，通过设计导丝导航器推送和旋转导丝，有效提高介入手术的精确度。在RNS基础上，2012年，美国医疗机器人公司Corindus开发了CorPath200机器人系统，并由此改进了更精准的CorPath GRX血管介入手术机器人[4]。美国汉森公司开发的Sensi X1采用了可弯曲的主动导管，Sensi X2系统在此基础上增加了导管尖端力反馈。

血管介入手术机器人根据手术部位可分为冠脉介入、神经介入和外周介入。在此基础上发展的泛血管介入手术机器人可同时开展多种术式，避免手术过程中导管、导丝的更换，因此无须定制专用手术器械，可减少医院采购费用。

在血管介入手术机器人的关键技术中，图像导航系统通过血管成像判断介入器械位置；导管设备采用主动驱动以适应不同血管和手术步骤；机械臂结构需具有高柔顺性和灵活性，精准快速操作导管；添加力反馈系统可以将血管接触力反馈于操作端，从而减少血管破裂的风险。

经皮穿刺手术机器人

传统经皮穿刺手术中，医生在医学影像引导下，采用穿刺针或导管，经过人体皮肤，直接到达患部对病灶进行诊断或治疗。扫描与穿刺同步进行或异步进行的方式都具有缺乏实时准确的术区信息感知、呼吸作用导致难以刺中靶点、对医生技术依赖性大等临床痛点。

经皮穿刺手术机器人的关键技术中，术前医学成像采用 CT、MRI 等技术采集病变部位医学图像。路径规划和导航定位系统是另一关键技术，可基于光学系统、电磁系统实现定位导航。在穿刺过程中，针对软组织的受力变形、穿刺针的弯曲变形及穿刺针受力导致的穿刺路径变化等，需进行合适的变形补偿。此外，需克服手术过程中的不自主体动，胸部、腹部穿刺时，靶点位置会随呼吸运动而改变，人体疼痛反应也会产生不自主的肌肉收缩进而影响体表定位。

穿刺活检手术机器人在乳房活检、肺部活检、前列腺活检等手术中都有广泛应用。与消融相结合，经皮穿刺手术机器人也可应用于肿瘤消融。

腔镜手术机器人

腔镜手术机器人是目前商业价值最大的一类手术机器人，应用范围广泛，主要应用于泌尿外科、妇科、普外科及心胸外科等领域。以达芬奇系统举例，腔镜手术机器人通常由医生控制台、机械臂及影像系统组成。

腔镜手术机器人可分为多孔腔镜手术机器人及单孔腔镜手术机器人。多孔腔镜手术机器人采用多个切口完成手术治疗，操作方便，手术视野广；单孔腔镜手术机器人仅采用单个切口，创伤小、恢复快，在高度聚焦的狭窄空间进行手术更有优势。目前多孔腔镜手术机器人的市场被美国完全垄断，单孔腔镜手术机器人中达芬奇 SP 手术系统占领先地位。

多孔腔镜手术机器人构型相对统一，由体外机械臂和长杆状手术工具组成。手术工具末端通过增加腕关节以提高操作灵活性，常见的有滑轮钢丝机构、连杆驱动机构、连续体机构、窄带变形机构等，通过它们实现腕关节的运动。体外机械臂满足远心运动约束，使得直杆手术工具始终通过病患身体上的一个切口，不会对病患腹腔壁造成牵拉。可实现 RCM 运动的机构有平行四边形机构、同步带等效平行四边形机构、平行四边形和并联机构、球面连杆机构、纯并联机构、空间导轨机构等。机器人系统一般

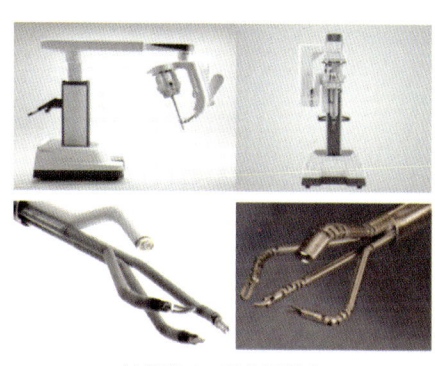

达芬奇 SP 手术机器人

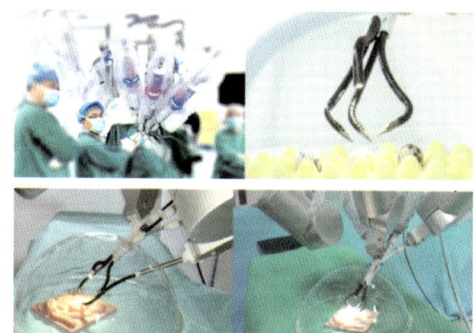

术锐单孔/混合孔手术机器人

国内外腔镜手术机器人举例

配有 3D 腹腔镜，通过选配体感操作和力反馈系统可提高操作准确度。

单孔腔镜手术机器人的研制更为困难，腔镜直径是设计的关键，通过单个切口需放置一个视觉模块和 2~3 支手术臂，视觉模块须集成照明功能，手术臂须有足够的强度和工作空间[5]。

根据驱动形式不同，单孔腔镜手术机器人有多种实现方式。钢丝驱动型系统中，2014 年由美国直觉外科公司开始研发的 Vinci SP 系统，采用了直径 25mm 腔镜。但钢丝驱动的多关节手术工具因难以放入足够的滑轮，导致钢丝不耐磨损，绷断风险高。电机内置型系统在手术工具内部植入微电机，为避免高频高压电对电机运动控制的影响，需在电机旁进行电磁防护，手术臂粗大，成本昂贵。为替代钢丝驱动，日本早稻田大学和韩国大邱庆北科学技术院（DGIST）研究所分别研制了连杆驱动型系统，但系统运动灵活性不足。连续体机构型系统基于对偶连续体机构，通过机构整体变形实现手术执行臂运动，运动灵活。连续体同时承担结构和变形传动的作用，可以实现更加紧凑的设计。2014 年，上海交通大学徐凯教授团队研制的直径 12mm 腔镜 SURS 系统，实现了当时世界最小皮肤切口[6]。

腔镜手术机器人拥有巨大且快速增长的市场。美国直觉外科公司的达芬奇手术系统占据行业绝对垄断地位，此外美国 TransEnterix 公司的 Senhance、韩国 Meere 公司 Revo-i、美敦力 Hugo 系统等产品均已获批上市。在单孔腔镜手术机器人赛道，2007 年世界首套单孔腔镜手术机器人 IREP 系统在美国哥伦比亚大学立项，2015 年美国直觉外科公司的达芬奇 SP 单孔系统基本完成研发定型。国内公司中，北京术锐机器人股份有限公司基于连续体蛇形臂技术研发的单孔腔镜手术机器人可实现精准的切割和缝合，于 2021 年完成了亚洲首台纯单孔机器人前列腺癌根治术，在相同手术效果下，与达芬奇多孔系统相比，切口数量更少且面积也更小。目前，术锐公司与多家临床中心开展了普外科、妇科等单孔机器人手术临床试验，在自主研发、替代进口上具有重大意义。

经自然腔道内镜手术机器人

经自然腔道内镜手术（NOTES）通过人体与外界自然相通的腔道，以内镜进入腹腔、纵隔或胸腔等进行探查、活检以及各种手术操作，具有痛苦少、体表无瘢痕、创伤小、恢复快的优势。但同时 NOTES 机器人存在视野有限、无触觉感知等问题[7]。

NOTES 机器人通常包括 1 个摄像头、2 只机械臂，末端工具一般为夹钳和电刀。操作臂直径、末端灵活度和夹钳的夹持力是 NOTES 机器人设计的关键技术。

1994 年，威尔克（Wilk）首次提出了经人体自然腔道实施手术治疗的设想。2007 年，普渡大学的艾博特（Abbott）等人开发了 ViaCath 系统，内镜和操作臂通过胃肠道到达体内。2015 年，Medrobotics 公司开发的 Flex 机器人经口进入咽部和下咽部进行手术，是第一个被美国 FDA 批准用于经自然腔道手术的机器人，但因到达部位受限，适应证有限。强生 Monarch 机器人结合 nCLE- 成像可进行腹部小结节检查，采用外径 3.5mm 的超细导管可到达细支气管。Anovo 机器人可在经肚脐腹腔镜辅助下，进行经阴道的良性外科手术，并于 2021 年 2 月获得美国 FDA 许可。

手术机器人的未来与展望

"眼"更亮——随着表面重建、荧光和多光谱成像、共聚焦显微内镜、增强现实等技术的发展，手术机器人可以给医生提供更加清晰、直观的手术视野，辅助医生更好地完成手术。

"手"更准——通过增加夹紧力感知系统、操作力感知系统和多感知信息人机交互控制技术,医生使用手术机器人的过程中可实现更精准的控制。

"脑"更聪——借助人工智能技术,实现手术自动化是手术机器人未来的发展趋势。2022年1月,机器人首次在猪的软组织上独立完成腹腔镜小肠吻合术,推动手术自动化的进一步发展。手术自动化从"无自动化"到"完全自动化"可划分为0~5级,目前大多数手术机器人仍处于机器人辅助阶段,手术自动化发展存在巨大挑战和广阔发展前景。

"体"更微——微型化是手术机器人的另一个发展趋势,胶囊机器人、微纳机器人的发展将进一步推动手术无创化。

手术方式、微创工具和技术的创新之路从未停止。未来更加智能、高效、精准的手术机器人将极大地降低患者痛苦,进一步提高手术产出,降低手术风险,为人民追求美好生活作出更大的贡献,提供更坚强的保障。

参考文献

[1]Chen Y, Zhang S, Wu Z, et al. Review of surgical robotic systems for keyhole and endoscopic procedures: State of the art and perspectives[J]. Frontiers of Medicine, 2020, 14(4): 382-403.

[2]Doulgeris J J, Gonzalez-Blohm S A, Filis A K, et al. Robotics in neurosurgery: Evolution, current challenges, and compromises[J]. Cancer Control Journal of the Moffitt Cancer Center, 2015, 22(3): 352-359.

[3]于洪健,李乾,杜志江.骨科手术机器人技术发展综述[J].机器人技术与应用,2020,2: 19-23.

[4]Britz G W, Panesar S S, Falb P, et al. Neuroendovascular-specific engineering modifications to the CorPath GRX Robotic System[J]. Journal of Neurosurgery, 2019, 133(6): 1830-1836.

[5]徐凯. 连续体机构在单腔镜微创手术机器人系统中的应用[J]. 机器人技术与应用, 2011, 4: 28-32.

[6]Xu K, Zhao J, Fu M. Development of the SJTU Unfoldable Robotic System (SURS) for single port laparoscopy[J]. IEEE/ASME Transactions on Mechatronics, 2015, 20(5): 2133-2145.

[7]Atallah S, Martin-Perez B, Keller D, et al. Natural-orifice transluminal endoscopic surgery[J]. Journal of British Surgery, 2015, 102(2): e73-e92.